ESTIRAMIENTOS DE CADENAS MUSCULARES

JORGE RAMÓN GOMARÍZ

la liebre de marzo

Título
Estiramientos de Cadenas Musculares

Primera edición
Mayo 2005

Decimoquinta reimpresión
Octubre 2025

Diseño gráfico
Mauro Bianco

Impresión y encuadernación
Service Point, F.M.I, S. A.

Impreso en España

Depósito Legal
B-2932-2011

ISBN
978-84-87403-83-5

La Liebre de Marzo, S.L.
Apartado de Correos 2215 E-08080 Barcelona
Fax. 93 449 80 70
espejo@liebremarzo.com
www.liebremarzo.com

A Heliodora, mi madre,
a Gloria, Miranda y Guillermo.

Agradecimientos

Mi agradecimiento para las personas que han colaborado en la realización de esta obra: Ana Luisa Rodríguez, Laura Damonte, Altea Sellés, Miranda Ramón y Gloria Broch por mecanografiar los textos.

Varios amigos han tenido la amabilidad de leer, comentar o supervisar algún aspecto del libro: Fina Sanz, Enric Marés, Aida del Valle, Elia Verdú, Rafael Vilar, Carmen Bellés y Antonio Sellés. Sus aportaciones han sido muy positivas.

Lía Adsuara, David López, Lola Ramos y Miranda Ramón han sido muy generosos sirviendo como modelos para las ilustraciones.

Quiero agradecer especialmente la colaboración de Jerónimo Uribe, sus dibujos me cautivaron desde el primer día. Sin su maestría y su talento esta obra no hubiera sido la misma.

A Fina Sanz, pues con su entrañable manera de estar presente me ha motivado y apoyado desde el primer momento.

Uno de los estímulos que he tenido para realizar esta obra ha sido poder proponerla como material didáctico en el curso de prevención de lesiones del aparato locomotor que vengo impartiendo en la Universidad Jaume I, dentro del programa de formación permanente del profesorado. Quiero agradecer la confianza que han depositado en mí sus promotores, Rafael Vilar y Leonor Lapeña. Especialmente agradezco la colaboración prestada por parte de la Unidad de Apoyo Educativo.

A Carlos M. García y Paloma Zamora por sus buenos consejos de amigos y expertos editores.

A Almudena Moreno y David Munro (Casa de reposo «Los Madroños») y a Graciela Cao (Casa de reposo «Tres azules») que desde su compromiso con la salud han sabido entender, compartir y divulgar estas prácticas.

A Tony Tirado por su colaboración en el proceso informático.

A la Editorial Paidotribo y al Instituto G.D.S., por los esquemas de cadenas musculares.

Quiero agradecer también a todos aquellos alumnos/as que en estos años me han hecho llegar el testimonio escrito de su experiencia al practicar conmigo.

Gracias de todo corazón.

Desde mis comienzos en la vía del Yoga, ha habido dos personas a las que tengo mucho que agradecer, son José Manuel Estrada y José Marcelli; más que Maestros de Yoga, ellos han marcado el rumbo de mi desarrollo transpersonal.

En el campo de las terapias corporales siento un profundo agradecimiento hacia aquellas personas que durante todos estos años han sido mis maestras/os. Sus conocimientos, su talento y sensibilidad, han guiado tanto mi búsqueda personal como mi formación profesional: Rafael Romero en Masaje Terapéutico. P. Medina en Osteopatía. Georges Courchinoux en el método «Cuerpo y consciencia». Blandine Calais en Anatomía para el Movimiento. Patrick Germain por su iniciación al Método Mézières. Krista Sattler en Conciencia Sensorial. Aitor Loroño en Streching Global Activo. Fina Sanz en Terapia de Reencuentro. Marie-Josèphe Guichard en Gimnasia Holística (Método de la Dra. Ehrenfried) y a Philippe Campignion en el Método de Cadenas Musculares G.D.S.

A todos ellos mi agradecimiento, admiración y respeto.

Prólogo

En la década de los años 70 nuevos enfoques se van plasmando en el panorama educativo y clínico.

Desde diferentes campos de trabajo como la pedagogía, la psicoterapia, la psiquiatría... se desarrollan métodos que introducirán como elemento común el cuerpo y que concretan toda una serie de inquietudes y anhelos en la búsqueda de una visión más integral del ser humano.

En el terreno de la educación y reeducación aparece la *psicomotricidad*, que trabaja el esquema corporal, el ritmo, la orientación espacial y temporal, el comportamiento afectivomotriz, etc., como una manera de entender la estructuración del mundo del niño y la niña, con objetivos pedagógicos, como por ejemplo la lectura, la escritura o el cálculo.

Más tarde, autores como A. Lapierre o B. Aucouturier hacen también hincapié en los aspectos emocionales e inconscientes constatando que: «A los reeducadores de centros especializados se les ha ido apareciendo, cada vez más y a través de la experiencia de su práctica diaria, que las dificultades psicoafectivas y relacionales tenían una importancia primordial y servían, en la casi totalidad de los casos, de bases reales en las dificultades instrumentales aparentes» (*El cuerpo y el inconsciente en Educación y Terapia*, 1980). De ahí que se inicien cursos con el profesorado para que experimenten y vivencien aquellos deseos, fantasmas y comportamientos simbólicos que pudiera vivir su alumnado.

De esta forma se va generando conocimiento a través del autoconocimiento.

La psicomotricidad pasa del campo de la educación al terapéutico incorporándose en la educación especial y en la psiquiatría, especialmente infantil.

Por otra parte, surgen con fuerza los *métodos de relajación*, que dejan sentir su influencia en centroeuropa, basados principalmente en el enfoque de Schultz, con su *Entrenamiento autógeno* –«el entrenamiento autógeno significa una «ejercitación» surgida de «uno mismo»– y en los paises de habla inglesa (Inglaterra y EEUU) con la relajación de Jacobson.

Uno de los libros que compilaban buena parte de éstos (*Los métodos de relajación*, Durand de Bousinger, 1972) los definía así: «Los métodos de relajación son procedimientos terapéuticos bien definidos que tratan de obtener en el individuo una 'descontracción muscular y psíquica' con la ayuda de ejercicios apropiados; la descontracción neuromuscular produce un 'tono de reposo' base de una distensión física y psíquica. Por tanto, la relajación es una técnica que busca un reposo lo más eficaz posible, al mismo tiempo que la economía de las fuerzas nerviosas puestas en juego por la actividad general del individuo».

Los métodos de relajación se incorporan en las escuelas y en la clínica como parte, del abordaje de los problemas psicosomáticos y en los tratamientos psicoterapéuticos, así como en la prevención de los problemas y de ciertas enfermedades.

Y en tercer lugar, y por otro lado, técnicas corporales como las de Feldenkrais o G. Alexander, Ch. Selver, Mézières o T. Bertherat hacen su aparición constituyendo lo que se ha llamado *«gimnasias suaves»*, *«antigimnasia»* o en general, los métodos de *conciencia corporal.*

Constituyen un conjunto de técnicas que se interesan por el cuerpo tanto cuando está en reposo como en movimiento.

Tiene como precursores de principios del siglo XX a Rudolf Bode que estimula la observación y el movimiento, o a pedagogos como J. Dalcroze, que con la enseñanza de la música a través del cuerpo trata de introducir una concepción educativa más integradora, y otros tantos que se alejan de la educación tradicional –ya anticipada en el siglo XVIII por Rousseau con su *Emilio* y de la rigidez de la gimnasia tradicional en el siglo XIX– introduciendo una mayor espontaneidad, el yoga, la respiración y la relajación.

Pero no solo se trabajaba con esas nuevas concepciones de movimiento más libre en la educación. También en el arte surgía esta necesidad de espontaneidad, improvisación, y expresión de emociones. En ese sentido podríamos referirnos a la influencia que ha tenido Stanislavki en el teatro o Isadora Duncan en el mundo de la danza.

Por lo tanto, el movimiento de gimnasia suave o conciencia corporal, en sus diferentes escuelas, nacen posiblemente por un espíritu en el que confluían una *visión más integradora del ser humano*, la comprensión de la *unidad entre el psiquismo y el cuerpo*, de la *conciencia muscular* y *la relajación*, de la importancia de las *emociones y los bloqueos emocionales* –aquí destacaríamos también la influencia de W. Reich–, la difusión de *técnicas orientales* que se concretan con la importancia de la flexibilidad del cuerpo –yoga–, de la concentración, y respiración –meditación–, pero también de búsqueda de *mayor conciencia espiritual y desarrollo humano* y el deseo de una mayor espontaneidad que rompía con ciertos esquemas preestablecidos, y visiones rígidas de la época.

Así, la *eutonía* de Gerda Alexander, profesora de educación rítmica, influenciada por el pedagogo suizo J. Dalcroze, se considera una pedagogía en torno al diálogo tónico y el ritmo, una reeducación del movimiento que por supuesto, tenía incidencia en la personalidad.

Observando el desarrollo de los movimientos espontáneos de niños y niñas, enseñó su metodología a profesionales del ritmo, la gimnasia y artistas, como una forma de aprender a vivir una experiencia personal que permitiera ver las propias posibilidades.

Moshe Feldenkrais (*Autoconsciencia por el movimiento*, 1972), mediante ejercicios para el desarrollo personal, trata de que la persona amplifique la conciencia de su cuerpo a través del movimiento. «Cada ser se mueve, siente, piensa y habla de la manera que le es propia y que corresponde a la imagen que se ha hecho de sí mismo». Y luego concreta: «la imagen del yo se compone de cuatro datos que participan de cada una de nuestras actividades: el movimiento, la sensación, el sentimiento y el pensamiento. Estos componentes son parte integrante de cada acción».

Françoise Mézières, observando el cuerpo en su conjunto, se basa en que la musculatura posterior es demasiado corta y rígida, generando problemas; para lo cual se trabaja flexibilizando esa musculatura y a su vez liberando la respiración.

Charlotte Selver recoge las bases de su maestra Gindler y denomina su metodología «Conciencia Sensorial», que difunde por EEUU, especialmente por Esalen e influye en grandes terapeutas de la época como Pearls y Fromm, colaborando asimismo con orientalistas como Alan Watts, muy interesado en el budismo zen.

Thérèse Bertherat (*El cuerpo tiene sus razones*, 1976) introduce con su metodología el concepto de «antigimnasia».

Este conjunto de *técnicas de conciencia corporal* o *gimnasias suaves* tienen actualmente una entidad propia y podría considerárselas dentro de lo que me gusta llamar *Educación para la Salud.* Aparecen frecuentemente dentro de programas de prevención así como en libros relacionados con la autoayuda y las técnicas de grupo. También surgen, sobre todo en sus inicios, incluidas en jornadas, programas y libros de técnicas de relajación o psicomotricidad. Es por eso que he tratado de encuadrar su aparición en el contexto de esos otros enfoques, que si bien son distintos y tienen aplicaciones y objetivos diferentes, tienen muchos puntos de interconexión, por lo que sirven a su vez de influencia y apoyo.

Es curioso destacar que buena parte de estas escuelas de gimnasia suave o conciencia corporal actuales, surgen como una búsqueda de salud. Creadores como Elsa Ginddler, Feldenkrais o G. Alexander –al igual que el autor del libro que ahora presentamos– vivieron enfermedades y tuvieron que buscar en su propio cuerpo, a través de la observación, alternativas de salud a la medicina tradicional.

Deseo resaltar algo que aparece como un nuevo enfoque metodológico: la búsqueda del *autoconocimiento* a través de la experiencia vivencial –respiración, relajación, concentración, flexibilidad del cuerpo, al que hacen referencia el yoga o la meditación–, metodología más cercana a Oriente que a Occidente.

Por autoconocimiento me refiero a la capacidad del ser humano para conocerse. El concepto de autoconocimiento parte de la idea de que somos personas de conocimiento, que tenemos una sabiduría interior que nos sirve de guía.

El autoconocimiento se basa en la capacidad de introspección, de escucha interior. La iniciación al autoconocimiento suele hacerse bien individualmente –a través de la propia observación o por «experiencias cumbre» reveladoras de algún conocimiento profundo– o en grupos de reflexión o a través de alguna persona que sirva de guia, maestra o maestro en quien depositamos la confianza de un conocimiento más profundo y que enseña pautas o metodología de autoconocimiento.

En tradiciones culturales como la hindú, o china, por poner algún ejemplo, la búsqueda de conocimiento se ha hecho a través de maestras o maestros espirituales que, a través de distintas técnicas, enseñaban el autoconocimiento y desarrollo personal y espiritual. Bien con la enseñanza del yoga, artes tradicionales como el tai chi, la meditación; bien a través de cuentos como los sufíes o parábolas y metáforas; pero en esencia el conocimiento hace referencia a la observación de los propios procesos vivenciales.

Posiblemente muchos de los creadores y creadoras de estos nuevos enfoques no conocían las técnicas orientales, otros y otras, si; pero sea como fuere, utilizaron un método de investigación que constituye la base de las antiguas tradiciones: el autoconocimiento a través de la observación introspectiva de los propios procesos, el registro vivencial de las experiencias y el estudio de las mismas para desarrollar el conocimiento. Todo lo cual genera cambios personales y la mejora del equilibrio y bienestar humanos.

Y cuando hablamos del autoconocimiento a través de la introspección, estamos hablando de la utilización de un método de investigación que puede ser empleado en cualquier lugar y por cualquier persona. No hace falta un laboratorio especializado, ni costosos aparatos, basta con desarrollar la capacidad de observación y auto-observación, un espacio y tiempo para ello y disponibilidad, es decir, una actitud mental y emocional.

Este libro que hoy se presenta es un manual de técnicas de estiramiento y conciencia corporal, dentro de las llamadas gimnasias suaves y con un enfoque humanista y holista.

Conocí a Jorge Ramón, el autor de este libro, en uno de los cursos que yo coordinaba. De cuerpo recio y suave, con una sonrisa abierta y franca era de esas personas que parece que conoces desde siempre.

En nuestras conversaciones había un tema que nos hacía reflexionar conjuntamente: hablábamos sobre el cuerpo, el lenguaje y la memoria corporal, tema que a ambos nos interesaba por nuestros respectivos trabajos. Yo le hablaba de cómo memorias guardadas inconscientemente en el cuerpo se recuperaban con el método de la «Sensibilización Corporal» (*Psicoerotismo femenino y masculino*, 1990) y él a su vez me contaba sus experiencias con las técnicas que utilizaba de conciencia corporal.

Le animé a escribir un libro por la gran cantidad de información de que disponía al respecto, y sobre todo no solo para que pudiera exponer lo que hacía, sino también lo que descubría en el quehacer cotidiano de sus clases.

Es para mi un gran placer prologar este hermoso libro, tanto por el libro en sí como por su autor.

Jorge es un buscador,un investigador, un hombre que ha experimentado y ensayado sobre sí y leído en el cuerpo de su alumnado, haciéndoles observarse, detectar errores que suponen un desgaste energético y favoreciendo la economía energética del cuerpo y desarrollando recursos para la autoexploración y el autoconocimiento. Un gran profesional en el desarrollo de técnicas corporales y con un eminente crecimiento personal y espiritual debido, entre otras cosas, a su propia evolución en la meditación, yoga y relajación.

Dotado de gran sensibilidad y de una visión humanista, transpersonal e integradora, que le permite una mirada profunda sobre los cuerpos y las personas.

Este es un libro muy didáctico y fundamental, que servirá tanto a profesionales que se dedican a técnicas corporales, como a quienes por su interés en la Autoconsciencia y en el autoconocimiento quieran acercarse a un estudio personal de su cuerpo.

Jorge recoge y sintetiza ejercicios y técnicas corporales que ha trabajado personalmente con diversas autoras y autores; desarrolla, gracias a su extensa práctica profesional una gran cantidad de ejercicios introduciendo su visión y su experiencia. No es muy frecuente que un autor muestre tantos ejercicios y con tanto detalle.

El libro, dentro del campo de las técnicas corporales, no tiene un objetivo terapéutico propiamente, sino más bien educativo y reeducativo, pero sin embargo, indirectamente ejerce también una acción terapéutica, porque *la toma de conciencia genera cambios.*

Con los diferentes ejercicios se intenta, entre otras cosas, ampliar la conciencia corporal, flexibilizar el cuerpo, desbloquear y economizar a nivel energético, es decir no hacer un gasto innecesario o gastar solo la energía que requiere el movimiento. Todo lo cual redunda en un mayor equilibrio y desarrollo personal.

El libro está especialmente cuidado, ha sido un acierto encargar los dibujos al pintor mexicano Jerónimo Uribe Clarín, que ha plasmado con sus acuarelas los ejercicios con extraordinaria sensibilidad y belleza.

En resumen, un libro útil, hermoso, didáctico e importante que ayuda al autoconocimiento, la Autoconsciencia y el desarrollo personal.

FINA SANZ
Psicoterapeuta

PRIMERA PARTE

Introducción

Los que hemos heredado una constitución corporal no demasiado buena tenemos el inconveniente de experimentar las limitaciones propias de este hecho y por otro lado la oportunidad de aprender rápidamente de ellas. Es casi obligado tomar consciencia y es muy fácil llegar a comprender la importancia de cuidar de uno mismo.

Alrededor de los doce años, cuando ocasionalmente realizaba algún trabajo en el campo ya tuve la ocasión de padecer molestias en mi espalda. Por aquel entonces me preguntaba si eso era normal y más tarde comprendí que dichas molestias fueron bastante prematuras. Llevaba algún tiempo de dedicación profesional cuando observé por primera vez radiografías de mi espalda y al compararlas con otros casos que había observado antes pude comprender el porqué de mis molestias frecuentes en la zona lumbar. Enseguida me di cuenta de que no había heredado precisamente un «fórmula uno» a nivel de mi estructura corporal, más bien se trataba de un «utilitario sencillo» y con una mecánica que me obligaba a ser muy cuidadoso.

Muchas veces nuestra dedicación profesional proviene de la necesidad de atender ciertos aspectos en nosotros mismos, y siento agradecimiento por esta oportunidad que la vida me ha brindado.

A finales de los setenta comenzó mi andadura en la filosofía y práctica del yoga, esto me aportó una vivencia más completa de mi propio cuerpo, entre otras muchas cosas buenas que todavía conservo, pero no resolvió determinadas cuestiones puntuales que permanecían latentes.

Por aquel entonces llegó a mis manos el conocido libro de Thérèse Bertherat titulado «El cuerpo tiene sus razones». Su visión del cuerpo y especialmente su enfoque psico-corporal me sedujeron totalmente. Aquello era algo que yo necesitaba aprender, intuí claramente que esta visión del ser humano y del cuerpo guardaba respuestas a muchas de mis inquietudes personales. En ese momento inicié una búsqueda llena de entusiasmo que ha marcado más de la mitad de mi vida. Esta inquietud me ha llevado a realizar muchos cambios y también me ha permitido conocer a mujeres y hombres extraordinarios, personas que durante todos estos años han sido mis maestros/as y por los cuales siento admiración, respeto y agradecimiento.

Entre las muchas experiencias que he vivido, tanto en mi proceso personal como en el de aprendizaje durante mi formación, recuerdo algunas que son de especial relevancia por su relación con el trabajo de Estiramientos de Cadenas Musculares. Aprecio tanto aquellas que han llegado a través de la práctica, como las que proceden de una comprensión de ciertos conocimientos, los cuales me han permitido ampliar mis propios límites. Cuando conocí más a fondo los principios del Método Mézières, sentí que todo era como un puzzle que encajaba en ese momento.

Por supuesto que no ha sido este el único enfoque que me ha interesado, comprendo que se trata de todo un paradigma completo que abarca tanto esta visión globalista del cuerpo como un enfoque humanista en el ámbito psicológico. Comprender al ser humano de una manera integral y hacerlo partícipe de su propia salud es algo que casi siempre nos lleva a entender mejor el sentido de nuestra existencia.

Resulta fundamental comprender que no hay separación entre el cuerpo y la mente. Nuestra cultura judeo-cristiana ha influido desfavorablemente en este sentido. Con respecto al cuerpo, a la salud y en cuanto a la relación cuerpo-mente, durante el recién transcurrido siglo XX se ha ido constituyendo un nuevo paradigma donde confluyen distintos puntos de vista y conocimientos, algunos proceden de la ciencia moderna, otros han sido constatados de manera empírica y algunos otros provienen de culturas ancestrales. Podemos nombrar entre otros, la psicología humanista y transpersonal, la medicina tradicional china, la sabiduría tibetana, el yoga, la metafísica, el chamanismo tradicional, etc. En cierto modo es el resultado de un mestizaje intercultural y multidisciplinar, es algo que permanece abierto y que se enriquece continuamente. A mí me gusta definirlo como «el lugar donde confluyen los caminos». Parece que la ciencia y la espiritualidad se acercaran libremente.

Todos los grandes maestros que han trabajado con el cuerpo, tanto se han inspirado en dicho paradigma, como lo han enriquecido a la vez.

El paradigma clásico nos ha ofrecido una visión del cuerpo más bien analítica y fragmentada, centrada principalmente en un estudio especializado de sus diferentes partes. Se ha mantenido apoyado sobre una premisa básica que consideraba a la debilidad muscular como principal causa de la mayoría de trastornos del aparato locomotor.

F. Mézières en el campo de las cadenas musculares, junto con otros autores en áreas complementarias, han realizado grandes aportaciones al nuevo paradigma. Toma en cuenta la estrecha relación que existe entre las partes y considera que el cuerpo y la mente no pueden separarse para abordar la causa de ciertos problemas. Con Mézières surgió un nuevo enfoque, una visión diferente, la cuál tomaba al exceso de tono y la retracción muscular (o acortamiento) como la principal causa de las anomalías funcionales del aparato locomotor. El exceso de tensión de nuestras cadenas musculares condiciona en gran medida la buena salud y el equilibrio de nuestra estructura corporal.

En la práctica, guardo vivencias que se han quedado grabadas en mi cuerpo y en mis sentidos, es por lo que me resulta fácil relatar los pequeños detalles.

La primera vez que experimenté un trabajo a fondo sobre mi cadena anterior fue en París. Me encontraba allí haciendo la formación en el Método de la Dra. Ehrenfried y recuerdo los días siguientes a esa tarde con una claridad especial. Mi pecho se había liberado totalmente, mi respiración parecía que no tenía límites, mi sensibilidad aumentó de manera sorprendente, puedo recordar como si fuera ahora los aromas, las imágenes y las sensaciones.

Gloria, mi esposa, que hacía las veces de traductora pudo presenciar este cambio, con su extraordinaria capacidad para observar el cuerpo, me comentaba los detalles que podían percibirse desde fuera.

Recuerdo que en esos días por la mañana al salir de la ducha, miraba mi pecho en el espejo y no coincidía lo que estaba viendo con la percepción de espacio que yo sentia, era como si sensorialmente mi espacio fuera mayor.

Había un equilibrio muy claro entre lo que sentía en mi interior y lo que percibía de afuera. Me «sentía tocado», estaba especialmente sensible, tal vez un poco vulnerable, creo que el trabajo me había permitido tomar contacto con mi lado frágil, no me sentía mal, era agradable, sentía una alegría serena, no estaba eufórico, se trataba más bien de una sensación de paz que emanaba de mi interior.

Anteriormente ya había experimentado algo muy parecido. Fue en el sur de Francia, trabajando sobre el Método Mézières con Patrick Germain. En aquél caso fue con respecto a la cadena posterior; después de recibir una sesión de trabajo, al ponerme de pie mi aplomo había cambiado totalmente, mi cuerpo se mantenía en el espacio con apenas esfuerzo, mi peso se transfería hacia los pies con total facilidad. Gran parte de mi actividad interior se había calmado, mi campo de visión estaba modificado, era más amplio y claro. Cuando empecé a caminar mis brazos y piernas fluían fácilmente, estaban perfectamente conectados con el eje de mi columna, sentía una gran ligereza y mi relación con la fuerza de la gravedad era claramente distinta.

Recuerdo otras experiencias con la misma claridad, las prácticas de trabajo corporal modifican nuestro estado de conciencia, se hace más amplio y esto permite registrar claramente aquello que estamos viviendo en esos momentos. Igualmente, esa claridad de la conciencia nos permite ver algunos aspectos de nosotros mismos que a veces permanecen en el lado de la sombra; es semejante a cuando un estanque está en calma, fácilmente puedes ver el fondo. Esta claridad hace que se queden grabados infinidad de detalles, la luz del momento, el lugar; en ocasiones es como hacer una foto mental de la situación.

Muchas veces también he llorado, especialmente al tomar contacto con mis propios límites, al encontrarme con mis propios condicionamientos. El trabajo corporal me ha acercado a la realidad de una manera no verbal, no racional; a veces la comprensión viene después o también es un proceso simultáneo. Puede suceder que se dé una comprensión con respecto a algo de manera inesperada. El lenguaje del cuerpo devuelve cosas que estaban profundamente guardadas.

Hay que decir que en este sentido no siempre afloran aspectos negativos de nosotros mismos. Muchas veces surgen sentimientos hermosos o de una gran belleza; en esos momentos es fácil conectar con nuestra Potencialidad Pura (Deepak Chopra).

Es probable que surjan emociones o imágenes que han estado guardadas o retenidas durante mucho tiempo; en este caso es aconsejable no hacer juicios en ese momento, no tratar de analizarlo desde la razón, es preferible dejarse sentir, estar a la escucha. En un momento dado es posible que sientas la necesidad de que alguien te ayude en tu proceso personal, que pueda acompañarte en una parte del trayecto; si es así, yo te recomiendo que entonces busques un buen psicoterapeuta.

La idea de hacer esta publicación surgió de dos propósitos que para mí son muy importantes. Por un lado reflexionar sobre una comprensión del cuerpo que a mi entender necesita ser divulgada y, por otro, ofrecer la oportunidad de experimentar las prácticas de Estiramientos de Cadenas Musculares. Se trataba de dar forma con palabras e imágenes al proceso que muchas personas, durante los últimos años, han vivido en mi sala de trabajo. Un proceso en el que creo haberles acompañado dentro de mis posibilidades y que a su vez me ha cambiado y enriquecido en muchos aspectos.

He tratado de realizar esta obra con el máximo detalle, aún así, soy consciente de que la presencia de un buen guía es insustituible. En este sentido, te animo a buscar también ese contacto.

Esta no es una obra sobre cadenas musculares, mi trabajo ha consistido en «poner en práctica», en llevar a cabo un «trabajo de campo», en desarrollar recursos didácticos que faciliten una correcta aplicación de principios y prácticas que se encuentran en la base de métodos primordialmente terapéuticos.

He puesto mi empeño en desarrollar una técnica de trabajo corporal donde simultáneamente se lleven a cabo dos procesos: el de liberar propiamente la tensión de las diferentes cadenas musculares y el de una toma de consciencia corporal. Los estiramientos realizados mecánicamente no aportan los mismos resultados. Por mi propia experiencia, y la de mis alumnos, he comprobado que las prácticas favorecen un estado de consciencia más abierto y más claro, una quietud mental que a buen seguro, resulta de gran valor para vivir más sanos y equilibrados.

Propongo los Estiramientos de Cadenas Musculares como una técnica corporal de orientación humanista.

Durante mis años de formación y práctica, he sentido una gran inquietud por relacionar todos aquellos métodos que he podido conocer en el campo de las terapias corporales, ¿por qué se habían desarrollado?, ¿qué tenían en común?, ¿qué les hacía eficaces?. Esta motivación me ha permitido disfrutar mucho de mi trabajo.

Cuando por primera vez propuse a mis alumnos/as las prácticas de Estiramientos de Cadenas Musculares, me sorprendió la gran acogida que tuvieron y muy pronto pude comprobar sus buenos resultados en el caso de personas con problemas.

Están especialmente indicados para problemas de espalda y lesiones de la columna vertebral. Favorecen la integración postural. Tienen efectos muy positivos sobre el sistema nervioso. Mejoran la circulación sanguínea y linfática. Son muy eficaces para reducir el estrés. Su práctica es muy placentera pues favorecen la secreción de endorfinas, altamente beneficiosas para la salud. En muchos casos tienen efectos analgésicos y reducen el riesgo de lesiones en el deporte.

La práctica se plantea con una serie de matices que favorecen la percepción y la conciencia sensorial.

Dedico esta obra sólo a Estiramientos de Cadenas Musculares, debido a su alcance terapéutico y a su sencillez, lo cual no excluye que trabajemos para cubrir otras necesidades de nuestra estructura corporal.

La mayoría de agresiones que experimenta el sistema miofascial, tanto a nivel traumático como funcional, tienen como consecuencia una restricción en el mismo. Los estiramientos nos ayudan a conservar la elasticidad y el movimiento. Al mismo tiempo nuestros músculos necesitan también una buena alternancia entre tensión y relajación junto con una correcta coordinación motriz; ambos factores son importantes para mantener un tono justo y un buen equilibrio entre tensiones recíprocas.

Quiero expresar mi agradecimiento a todos los alumnos y alumnas que se han acercado y se acercan a compartir conmigo esta andadura, ellos son los verdaderos protagonistas de este trabajo.

CAPÍTULO 1

Nuestro cuerpo y las cadenas musculares

No estamos aplastados por la gravedad sino por las acciones musculares que se vuelven excesivas, tratando de luchar contra ella.
– *Françoise Mézières*

Si observamos un esqueleto humano aislado del resto de los tejidos y órganos que le acompañan, podemos darnos cuenta de que los huesos se relacionan entre sí a través de las articulaciones. Los huesos tienen formas distintas, de acuerdo a la función que desempeñan y están ensamblados unos con otros por medio de lo que denominamos superficies articulares; su forma también es variable y determina, en parte, el tipo de movimiento que cada articulación va a desempeñar.

Los huesos encajan unos con otros, como las piezas de un puzzle, y todos juntos funcionan como un conjunto de engranajes, de tal modo que un pequeño cambio de orientación en uno de ellos le afectará al conjunto de la estructura. Debido a la dureza de los huesos, el esqueleto constituye un armazón móvil para nuestro cuerpo. Debemos imaginarlo erguido en el campo gravitatorio y con los pies en el suelo, de esta manera los huesos están como apilados unos sobre otros, así es más fácil comprender que existe una relación entre las partes. Lo que le sucede a uno de ellos siempre afecta al que se encuentra por encima o por debajo, en osteopatía es lo que denominamos compensaciones mecánicas ascendentes o descendentes.

Si seguimos observando el esqueleto veremos que las articulaciones están recubiertas de una capa de tejido que constituye lo que se llama cápsula articular y ligamentos articulares. Ellos son responsables de mantener unidas a las dos superficies articulares. Debido a que los ligamentos son flexibles, pero no elásticos, sirven para limitar el movimiento en determinadas direcciones.

La masa muscular en nuestro cuerpo recubre totalmente el esqueleto y ésta a su vez se encuentra recubierta por la piel. Los músculos nos aportan sostén (en el campo gravitatorio) y movimiento.

Básicamente dos tipos de tejido intervienen en su constitución: la fibra carnosa de color rojo y la fascia o aponeurosis.

La fibra carnosa está organizada en forma de fascículos que a su vez se componen de fibras y miofibrillas, su célula tipo es el sarcómero. Ella tiene la cualidad de contraerse gracias a la combinación de dos proteínas que contiene: la actina y la miosina.

La envoltura fibrosa o fascia es una membrana constituida de tejido conjuntivo y se denomina aponeurosis. Esta recubre al músculo y a sus diferentes fascículos, a su vez forma los tendones con los cuales se inserta al menos a dos huesos distintos. Es muy parecida a la piel que da forma a los gajos de una naranja.

El músculo posee dos cualidades principales. Una es su elasticidad, se parece a una goma elástica, si lo llegáramos a desinsertar se replegaría convirtiéndose prácticamente en una pelota. Otra es la capacidad que tiene de contraerse cuando recibe un estímulo del sistema nervioso. El músculo cuando se contrae disminuye de talla y aumenta de volumen, gracias a ello se produce el movimiento ya que se encuentra insertado sobre dos huesos distintos; entre ellos media siempre al menos una articulación que actuará a modo de bisagra permitiendo el movimiento.

El músculo se contrae y cuando cesa el estímulo nervioso se relaja volviendo a su longitud original, esta es su fisiología normal. Con frecuencia hay músculos que permanecen contraídos durante un tiempo prolongado, esto es lo que llamamos una contractura, aparecen al tacto endurecidos, tensos y dolorosos. Con el tiempo, cuando esta anomalía se hace crónica, podemos observar que el músculo ha perdido su longitud original, decimos entonces que está retraído o acortado. Esta retracción que pueden llegar a experimentar nuestros músculos es la responsable de una pérdida de movilidad en nuestras articulaciones. El músculo que está acortado se convierte en un freno para el movimiento. Se produce una rigidez articular, especialmente cuando es la capa profunda de músculos la que está afectada. Hay un aumento de la presión intraarticular y ésta es una de las causas que facilitan la aparición de la artrosis. También se sabe que la tensión existente en los músculos que recubren a la articulación condiciona la buena circulación en la zona.

Podemos hacernos la idea de que nuestro «traje muscular» va perdiendo talla con el paso del tiempo.

Las tensiones crónicas se transmiten a través de la red de membranas del tejido conjuntivo o fascia produciendo alteraciones morfológicas globales.

Todos poseemos un patrón de tensión miofascial predominante; es fácil de observar especialmente en posiciones de reposo, por ejemplo, al estar sentado. Si te fijas podrás darte cuenta de que habitualmente repites actitudes posturales que te son familiares. Salir de ellas no nos resulta cómodo y si lo hacemos pronto volvemos a retomarlas, aunque esto significa retroalimentar el mismo esquema.

El acortamiento de una o de varias cadenas musculares es causa de desalineamientos en nuestra estructura corporal.

Mantener un cuerpo desalineado en el espacio supone un mayor gasto de energía que será restado de nuestra vitalidad personal.

Es muy importante comprender la función del tejido conjuntivo. Ida Rolf lo ha definido como «el órgano de la forma».

«La fascia es un elemento de unión entre la superficie y la profundidad del cuerpo, entre los músculos contenidos en sus aponeurosis, entre músculos y esqueleto, entre músculos y vísceras, y entre vísceras y esqueleto»[1].

Hay diferentes tipos de fascias, constituyen una red membranosa que envuelve y da sostén a huesos, músculos y órganos. La fascia recorre de manera ininterrumpida todo nuestro cuerpo. Entre la piel y los músculos encontramos el llamado fascia superficial, es una capa de tejido conjuntivo que recubre la totalidad de nuestro cuerpo y a su vez tiene conexiones o relaciones aponeuróticas con músculos y articulaciones.

Tal es la relación entre el tejido conjuntivo y la musculatura, que podemos hacernos una idea de continuidad o globalidad. Como si habláramos de un gran traje «músculo-conjuntivo» (unidad miofascial) que limita o permite un adecuado movimiento de nuestra estructura corporal y determina también nuestra postura. Ambos aspectos son la clave para el bienestar y equilibrio en relación con la Fuerza de la Gravedad.

1. *Cadenas musculares y articulares. Concepto G.D.S.*, Philippe Campignion, Ed. Lencina-Verdú, 2005

Cuando hablamos de cadenas musculares, en realidad nos estamos refiriendo a cadenas miofasciales.

Para comprender mejor el funcionamiento de las cadenas musculares es necesario definir lo que se entiende por músculos de la estática y músculos de la dinámica.

Este concepto se utiliza para describir el rol que representan determinados grupos de músculos en nuestro cuerpo.

La musculatura estática está constituida por todos aquellos músculos que trabajan para sujetar nuestra estructura corporal erguida en el campo gravitatorio, aquí también podemos incluir a cualquier otro grupo que por su función tenga una vocación semejante. Acostumbro a decir de ellos que trabajan «a tiempo completo». Este cometido les imprime una tendencia a la hipertonía y a la retracción o acortamiento. Son músculos más fibrosos que se han desarrollado para realizar un pequeño esfuerzo durante mucho tiempo (- FUERZA + TIEMPO)

La musculatura dinámica está constituida por aquellos músculos que participan puntualmente en determinados movimientos o esfuerzos y permanecen generalmente relajados el resto del tiempo. Suelen ser músculos más bien grandes, que realizan movimientos de mayor amplitud y fuerza, generalmente durante menos tiempo (+ FUERZA - TIEMPO)

Esta división es orientativa pues hay algunos músculos que intervienen tanto en la estática como en la dinámica.

Cuando estudiamos anatomía, en nuestro cuerpo podemos observar distintas capas de músculos según las diferentes partes en las que nos fijemos. En general se habla de musculatura superficial y musculatura profunda. La superficial es la que se encuentra directamente debajo de la piel y la profunda se encuentra directamente cerca de las articulaciones. Algunos autores se refieren a la musculatura profunda como si fueran verdaderos «ligamentos activos» por el rol que representan como estabilizadores de las articulaciones.

Por supuesto en algunas partes del cuerpo hay más de dos capas de músculos, como es el caso de la espalda, y en algunas otras tenemos una sola capa.

«A grosso modo» podemos asociar la musculatura profunda con las funciones de la estática y la superficial con las funciones de la dinámica. Es muy interesante observar cómo la constitución de estos dos grandes grupos de músculos es diferente, debido al rol que representan. La musculatura profunda presenta una mayor proporción en sus membranas aponeuróticas y en la superficial hay un predominio de la fibra carnosa de color rojo.

Los músculos que trabajan de manera continuada suelen presentar alteraciones de tono, normalmente en forma de una hipertonicidad. Esta tendencia al exceso contribuye con el paso del tiempo en una modificación de la propia estructura del tejido muscular, de manera que se irá haciendo más fibroso progresivamente, aumentará también su densidad y perderá en parte su elasticidad inicial.

Si utilizamos una imagen para hacernos entender, podemos decir que con el tiempo el músculo se irá pareciendo más a una cuerda que a una goma elástica. Esta es una reacción de adaptación que como tejido vivo tiene el músculo frente a la función que desempeña.

Nuestros músculos nunca trabajan solos o aislados, actúan en forma de grupos musculares que se solidarizan entre ellos para conseguir sus objetivos. Esta es la razón por la que se habla de cadenas musculares. Una cadena muscular es un conjunto o familia de músculos que permiten una función o movimiento. La noción de «cadena» nos hace pensar también en la posibilidad de que la retracción en una parte de la misma puede afectar como una compensación en alguna otra parte del recorrido. Resulta evidente que el acortamiento en una de las partes, afectará al conjunto.

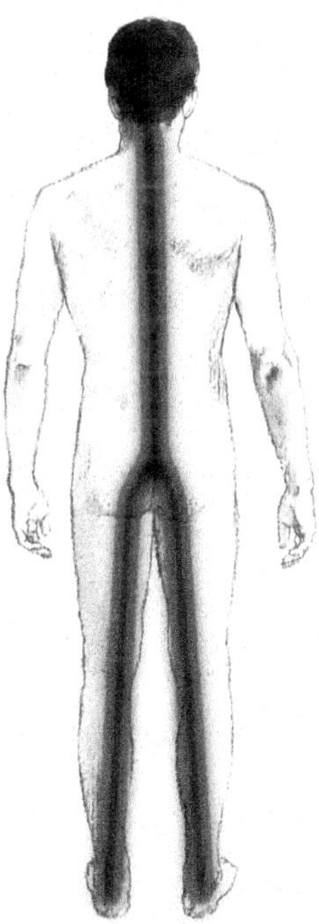

Esta fue una de las observaciones cruciales de Françoise Mézières, mientras examinaba a una paciente que presentaba una gran cifosis dorsal.

Colocada en decúbito dorsal comprobó cómo al intentar acercarle los hombros al suelo se producía un aumento de la curva lumbar. De igual modo quedó sorprendida al comprobar que, acercando las rodillas hacia el abdomen para bascular su pelvis hacia atrás, nuevamente se daba un aumento de la lordosis, esta vez en las cervicales quedando la cabeza en extensión.

Esta observación fue la que le llevó a describir la «cadena posterior» como un conjunto de músculos que transcurren desde la base del cráneo hasta la planta de los pies, y que interactúan mutuamente.

La acción de esta cadena se hace imprescindible para mantener erguida nuestra estructura corporal en el espacio. Esta relevante función imprime a la cadena posterior una clara tendencia a la hipertonía y, por lo tanto, a la retracción o acortamiento.

Es la cadena muscular más antigua en la evolución de la especie, la que nos permitió erguirnos, pasando de andar a cuatro patas a permanecer en bipedestación. La cadena posterior representa un papel primordial en esta función, debido a la especial configuración de nuestro esqueleto.

Las curvas de nuestra columna vertebral se denominan lordosis y cifosis. La lordosis es de concavidad posterior y se localiza en las regiones cervical y lumbar. La cifosis es de concavidad anterior y se localiza en la región dorsal. Estas curvas son fisiológicamente correctas y tienen una función especifica en nuestro cuerpo. Tanto el aumento como la disminución de dichas curvas representan un riesgo para el buen funcionamiento de nuestra columna vertebral.

Según F. Mézières la lordosis es siempre una deformación primaria, se encuentra en el origen de todos los desalineamientos.

La disposición de la tibia con relación al pie es determinante en esta cuestión. La tibia se apoya en la parte posterior del pie y éste se desarrolla hacia delante.

Al pasar a la posición de bipedestación, el ser humano se vio obligado a desplazar su línea de gravedad hacia delante con el fin de obtener una mayor estabilidad. Este hecho provocó una activación de todo el encadenamiento muscular posterior.

Para entenderlo con mayor claridad te propongo el siguiente experimento: colócate de pie, con los pies descalzos y deja que tu cuerpo espontáneamente busque su alineamiento con el mínimo esfuerzo. A continuación utilizando como bisagra los tobillos, haz que todo tu cuerpo se desplace lentamente un poco hacia delante. Podrás observar cómo para salvar este «desequilibrio», se contraen toda una serie de músculos que se encuentran en la parte posterior de tu cuerpo, desde la base del cráneo hasta los dedos de los pies, que se ponen «en garra». Ellos son la cadena posterior que describió Mézières.

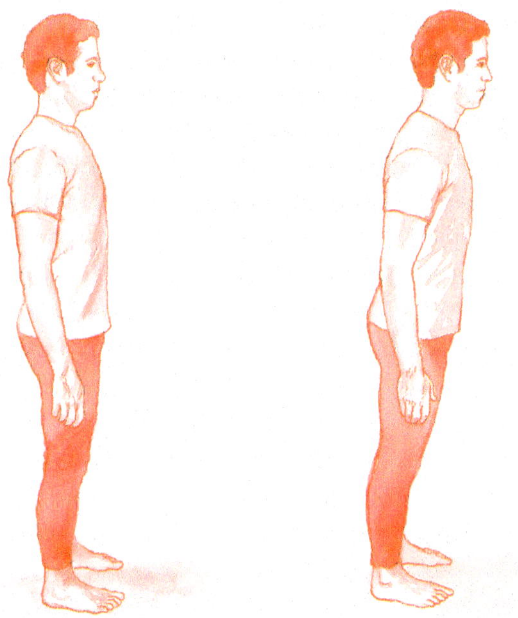

En mi opinión, a esta particular disposición del pie hay que sumarle la de tres grandes masas que están relacionadas entre sí por la columna vertebral: la cabeza, la caja torácica y la pelvis.

Tanto la cabeza como la caja torácica tienen su centro de gravedad por delante de su punto de apoyo, esto les hace caer hacia delante arrastradas por la gravedad. Algo parecido sucede con la pelvis debido a la orientación del sacro y la configuración del abdomen.

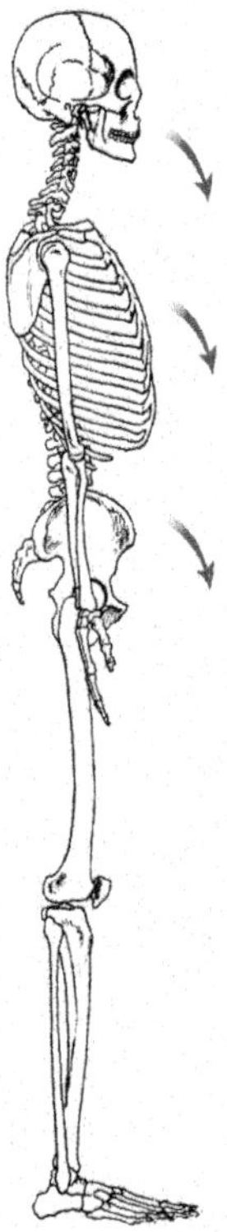

Por estas razones el peso del cuerpo es mayor por delante de la columna vertebral y esto demanda una mayor solicitación de la cadena posterior. Esta hiperactividad provocará fácilmente una retracción en dicha cadena y la hará responsable de posibles arqueamientos de concavidad posterior (lordosis).

Además hay otros elementos que F. Mézières vinculaba a la actividad de esta cadena. Se refieren a la movilidad de los miembros con relación al tronco y a la influencia que el diafragma ejerce sobre la columna vertebral.

La Reeducación Postural Global (R.P.G.) es un método de terapia manual que actúa sobre las cadenas musculares, desarrollado por Philippe E. Souchard. Toma como base principios emitidos por F. Mézières, con la que trabajó durante varios años, y hace aportaciones propias considerando a las cadenas musculares como medios para asegurar nuestras funciones hegemónicas de respiración, nutrición, mantenimiento de la postura erecta en bipedestación y reproducción sexual.

Describe distintas cadenas musculares, todas ellas con vocación de musculatura estática.

Dos grandes series de músculos aseguran el equilibrio de nuestra postura en bipedestación: la cadena maestra posterior y la anterior:

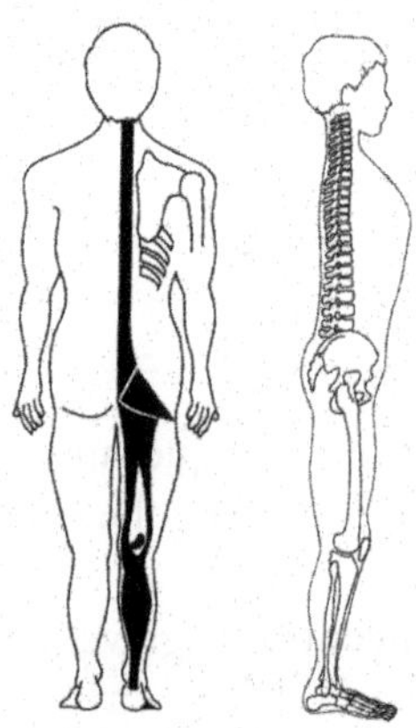

Cadena maestra
estática posterior

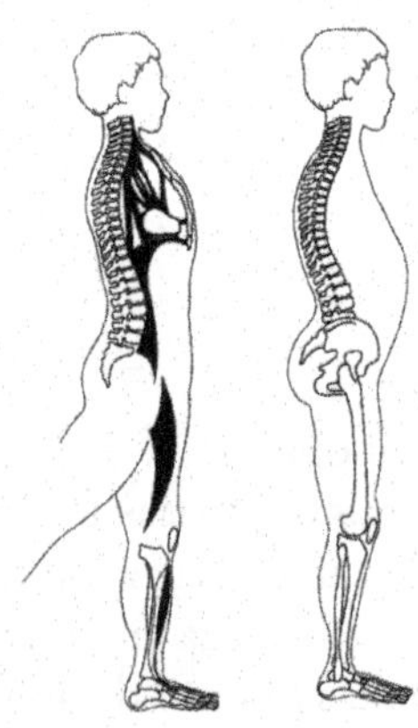

Cadena maestra
estática anterior

Stretching Global Activo, Ph. E. Souchard, Ed. Paidotribo, 2004

En conexión a estas dos grandes cadenas se encuentran otras relacionadas con la respiración, los miembros superiores y los inferiores:

Cadenas estáticas

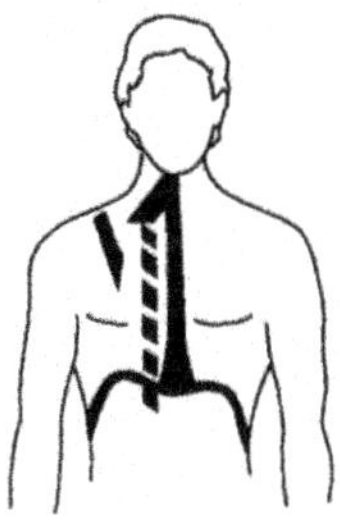

1. La cadena inspiradora

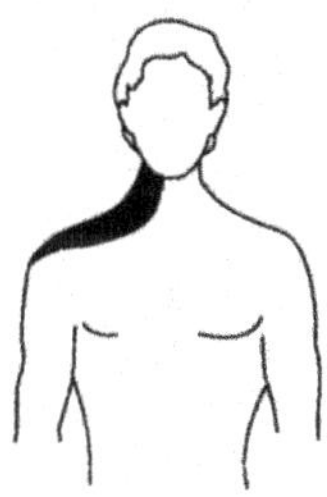

2. La cadena superior del hombro

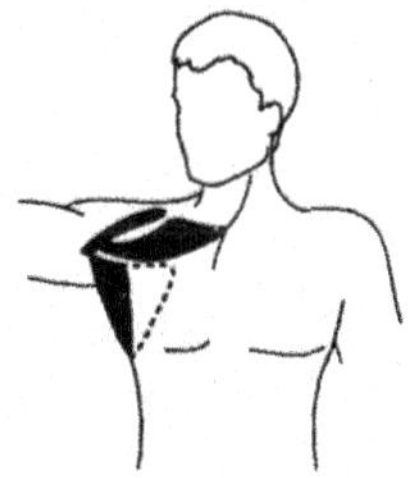

3. La cadena anterointerna del hombro

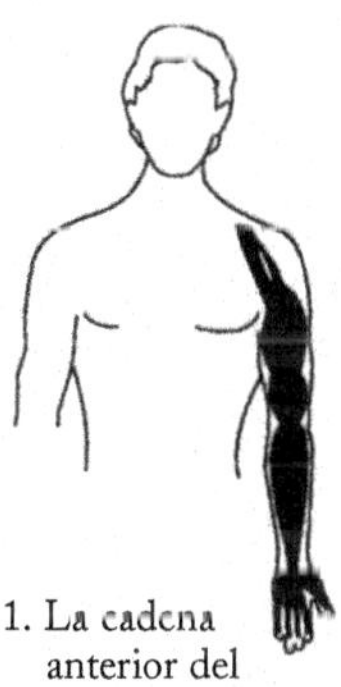

1. La cadena anterior del brazo

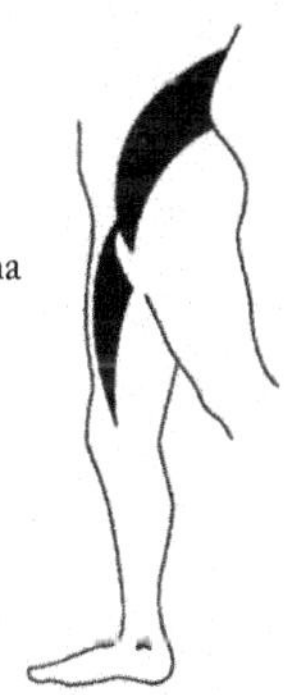

2. La cadena anterointerna de la cadera

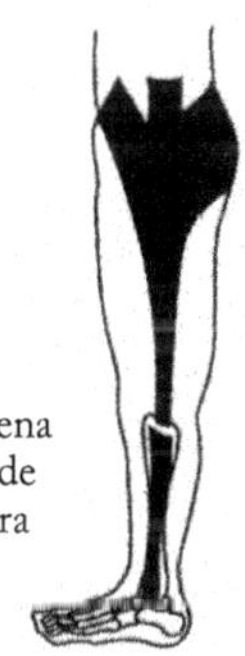

3. La cadena lateral de la cadera

La R.P.G. se caracteriza por la utilización de posturas globales de corrección en las que se pueden trabajar una o varias cadenas al mismo tiempo. La globalidad es una de las claves para la eficacia.

El objetivo de este trabajo en globalidad es restablecer la elasticidad y amplitud articular normales simultáneamente en el conjunto de nuestra estructura corporal. Sabemos que si estiramos en un solo extremo de la cadena, puede producirse un desalineamiento no deseado en otros puntos de la misma. Este fenómeno es lo que definimos como compensación.

Para hacerme entender entre mis alumnos, a menudo utilizo la siguiente imagen:

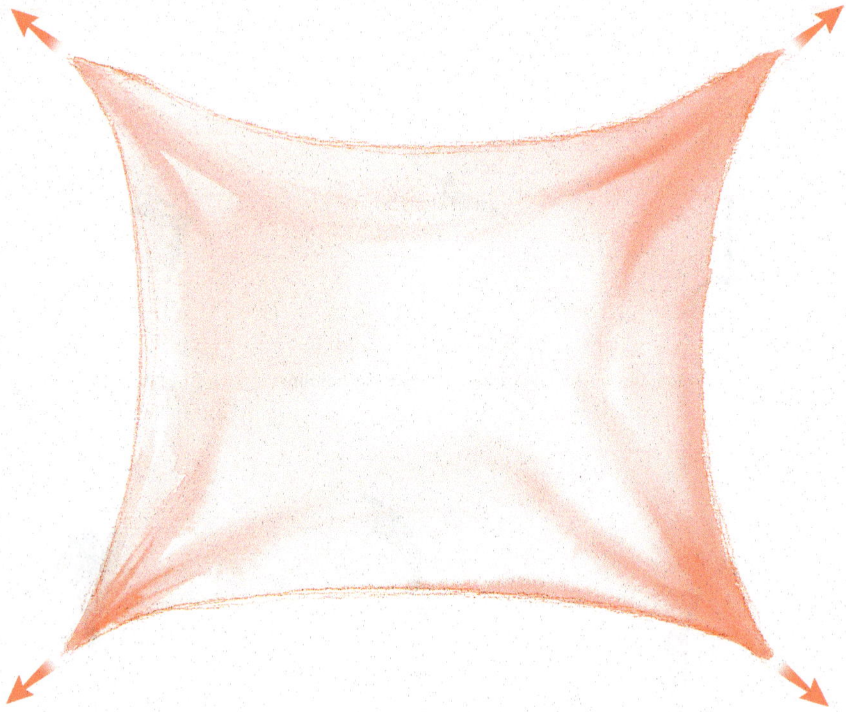

Este principio que se utiliza inicialmente en el campo de la terapia se puede trasladar al terreno de la gimnasia.

Ph. Souchard propone la práctica de este tipo de auto posturas con la denominación de Stretching Global Activo. Su objetivo es conservar la elasticidad en las diferentes cadenas musculares, mediante prácticas que la persona puede realizar por sí misma.

Quiero hacer una mención especial del método de Cadenas Musculares y Articulares G.D.S., por su extraordinaria amplitud y por su enfoque psico-comportamental. Debemos este original legado a la lucidez de Mme. Godelieve Denys-Struyf y a su continuador Philippe Campignion.

El cuerpo es lenguaje y las cadenas musculares son sus herramientas de expresión.

Las distintas pulsiones que experimentamos como individuos hacen reaccionar a las diferentes cadenas musculares de manera defensiva y el exceso de actividad que puede darse en cada una de ellas, hace que se fijen en nuestro cuerpo determinadas actitudes posturales.

Hay que destacar que todos disponemos de las mismas cadenas musculares y que es sólo el exceso de tensión lo que provoca el desequilibrio. Cuando todas ellas «conviven en perfecta armonía» el cuerpo está equilibrado y disfruta de una plena capacidad de expresión. La adaptabilidad, la espontaneidad, la gracia y la naturalidad son buenos síntomas de ello.

El conflicto viene cuando hay un desequilibrio entre las tensiones recíprocas, cuando hay competición o predominio de unas sobre otras. Normalmente se producen bloqueos que dejan huellas morfológicas en nuestro cuerpo.

Cuando nacemos todos traemos un potencial genético en el ámbito de cadenas musculares. En las primeras etapas de nuestra vida hay factores aprendidos que se suman a dicho potencial. A menudo lo aprendido es una continuación de los factores genéticos, pero algunas veces no es así y hay una contradicción entre ellos.

La suma del potencial genético, más el aprendizaje, más los eventuales traumatismos que pueden darse, determinan un «terreno predispuesto». Su observación y estudio puede resultar de gran utilidad en el ámbito terapéutico para comprender el origen de ciertas patologías o trastornos que pueden aparecer a lo largo de la vida.

Cuando el exceso de tensión en una cadena miofascial se da de manera permanente, el cuerpo queda atrapado en una determinada tipología. Nuestra postura manifiesta aspectos fundamentales de nosotros mismos que aparentemente creemos guardados en el interior.

El cuerpo refleja fielmente nuestra historia, lo que hemos realizado y lo que no, muestra nuestras frustraciones, carencias y puntos débiles. Habla claramente de nuestras cualidades potenciales, observando el cuerpo podemos hacernos una idea de cuáles son nuestras motivaciones principales. También refleja nuestro mundo afectivo, esencialmente si nos hemos sentido queridos o no.

Esta visión psico-corporal nos permite entender mejor de qué modo puede llegar a influirnos la manera de funcionar que cada uno tenemos en la vida y cuáles son los cambios de actitud y conducta que más pueden ayudarnos a reencontrar la salud.

G.D.S., describe seis cadenas musculares dobles (izquierda y derecha) que se denominan según su localización en el tronco, tomando como referencia la línea media del cuerpo.

El exceso de tensión en una cadena muscular provocará la fijación de una actitud postural determinada, esto es lo que llamamos tipología.

Cadenas musculares de Godelieve Denys-Struyf y sus distintas tipologías:

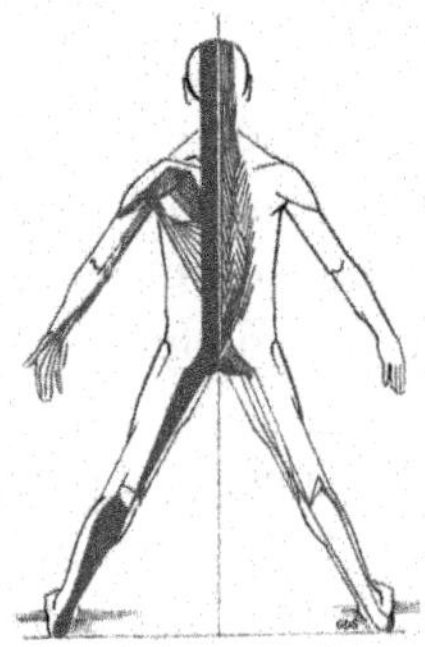
Cadena posteromediana PM

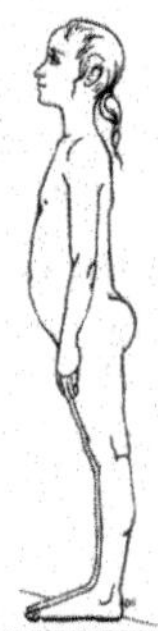
Tipología PM

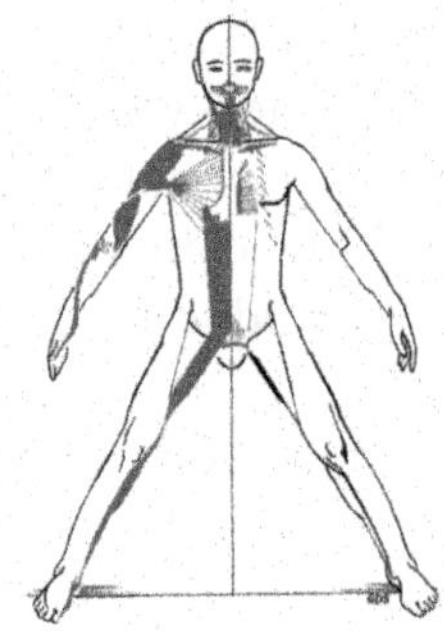
Cadena anteromediana AM

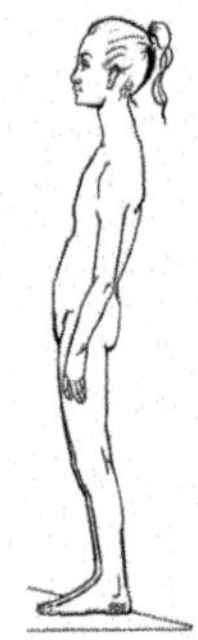
Tipología AM

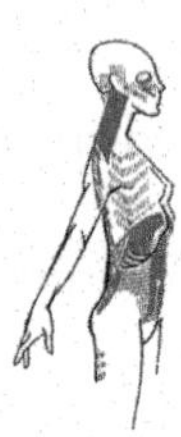
Cadena posteroanterior PA

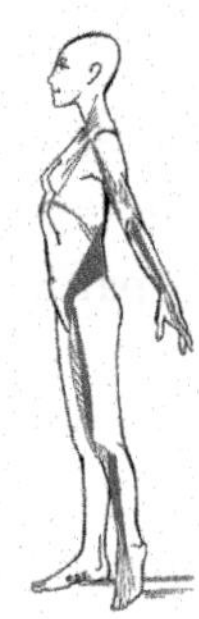
Cadena anteroposterior AP

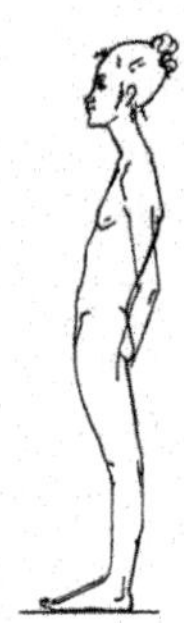
Tipología AP

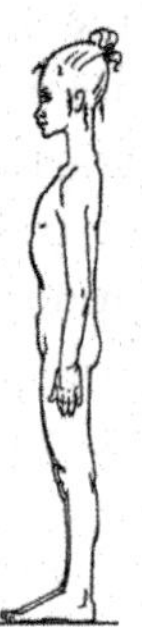
Tipología PA

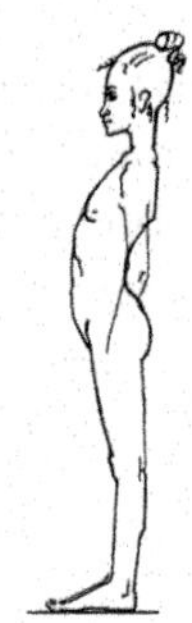
Tipología PA / AP

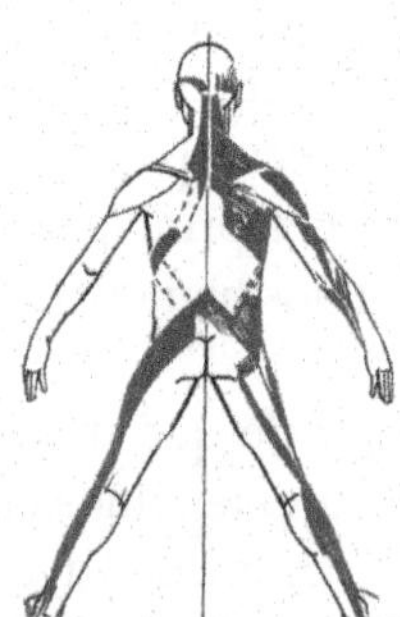
Cadena posterolateral PL

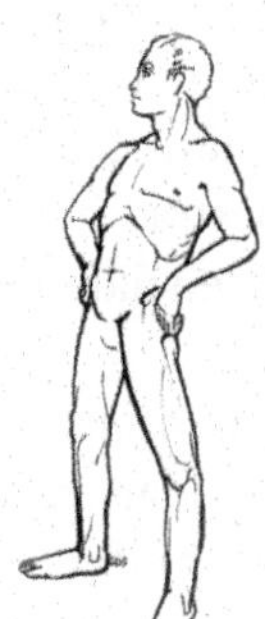
Tipología PL

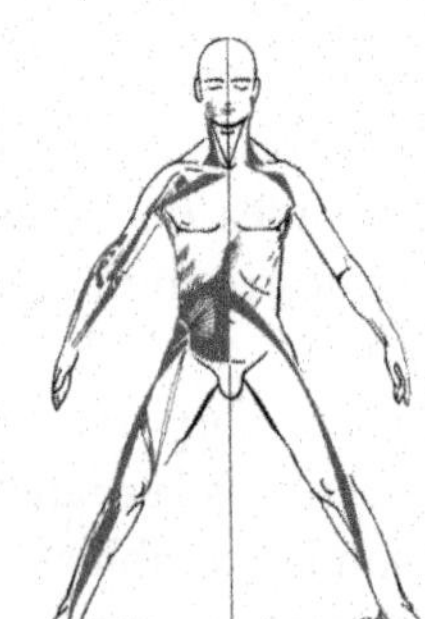
Cadena anterolateral AL

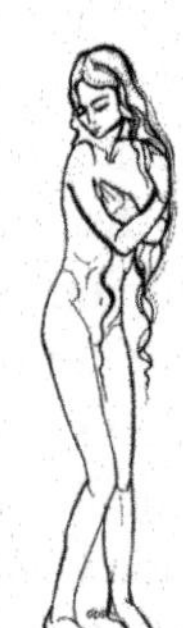
Tipología AL

CAPÍTULO 2

El origen de las tensiones

Hay muchas razones por las que nuestro cuerpo puede verse desalineado y sufrir distintos trastornos por ello. Sólo es necesario que observes un poco a tu alrededor, verás cuerpos con las formas más diversas, actitudes posturales que te resultarán más familiares y otras algo más extrañas. Todos esos cuerpos luchan por vivir con cierto equilibrio, es una lucha diaria que se libra en silencio. Se trata de mantenerse en pie con el mínimo esfuerzo. Aparentemente resulta sencillo pero en realidad es algo muy complejo, todos estamos más o menos «atrapados» en esta lucha.

En primer lugar hay que decir que nuestra estructura corporal se encuentra en evolución. Vivimos en una continua adaptación al medio y uno de los pasos más importantes que hemos dado en esta evolución, ha sido pasar de andar a cuatro patas a mantenernos en bipedestación.

Para tomar consciencia de este proceso te sugiero que observes las primeras etapas que vive un bebé. Es algo muy hermoso que no deberíamos olvidar nunca. Cuando todavía apenas puede sujetar su cabecita y moverse, cuando empieza a poder voltearse, más tarde a reptar, después gatear y luego con su propia habilidad ponerse de pie y caminar. Es un proceso en el que se encuentra resumida dicha evolución.

Es muy importante que lleguemos a completar estas etapas de manera progresiva sin omitir ninguna. El bebé ha de tener la oportunidad de recrearse en ellas para desarrollar las habilidades necesarias que le permitan pasar a la siguiente etapa. Los adultos tenemos la responsabilidad de no interrumpir o apresurar este proceso.

En estas primeras etapas pueden gestarse muchos de los desequilibrios que luego podemos llegar a sufrir en otras edades. Una buena aplicación de la psicomotricidad sería suficiente para evitar gran parte de dichos desequilibrios.

Denise Digelmann habla de las patologías del movimiento en estos términos: «Entramos en la patología a partir del momento en que, para una acción dada, el movimiento implica sincinesias que no tienen razón de ser y son constantes y se repiten para esta misma acción.»

«Parece que el elemento fundamental es una situación primitiva determinada.»

«El niño que al dar los primeros pasos, en lugar de dejar que el cuerpo acompañe su deseo de alcanzar el objeto de placer, se angustia hasta el punto de retener su peso, dirigiendo el cuerpo hacia atrás, como para frenar su lanzamiento hacia delante, puede ser llevado a avanzar de esta manera toda la vida. En esta lucha entre el deseo y la angustia nace la patología del movimiento. Al mismo tiempo que hay un ímpetu hacia el objeto, existe un conflicto que lo frena.»[1]

Quiero insistir en que no podemos hablar de la tensión como algo inadecuado. Forma parte de nuestra vida, ella es la que nos permite crear respuestas y pasar a la acción. El problema aparece cuando hay un exceso de tensión y éste se hace crónico; nuestros tejidos son víctimas de este exceso y con el tiempo pasan a estar retraídos o endurecidos.

En situaciones de peligro, el nivel de tensión aumenta de manera refleja, este es un mecanismo que nuestro organismo posee para defendernos o escapar de dichos peligros. Si cuando termina el peligro viene la relajación, no habrá ningún problema. El problema empieza cuando la tensión permanece y no nos damos cuenta de ello.

Muchas veces el exceso de tensión tiene su origen en miedos de los que podemos ser conscientes o no, a veces hay peligros que sólo están en nuestra fantasía y en estos casos la reacción corporal sigue siendo la misma.

Es fácil que lleguemos a experimentar situaciones de estrés más o menos prolongadas donde el aumento de tensión permanezca durante cierto tiempo. También es posible que esta respuesta se convierta en un hábito para nosotros sin tener ya una causa justificada.

Ida Rolf sugiere la idea de que nuestro cuerpo se sostiene en el espacio como una serie de bloques apilados unos sobre otros. Cuando éstos se encuentran bien alineados, la fuerza de la gravedad les atraviesa fácilmente, pero cuando alguno de ellos está desalineado siempre se hace necesaria una fuerza muscular compensatoria que intentará resolver este desequilibrio. Son este tipo de tensiones las que, si se hacen crónicas, llegan a bloquear el buen funcionamiento de nuestra estructura corporal.

1. *La eutonía de Gerda Alexander*, Denise Digelmann, Ed. Paidós, 1989

Una de las causas de los desalineamientos corporales se encuentra en la imitación. Una vez que, más o menos, hemos aprendido a desenvolvernos básicamente a nivel de nuestra motricidad, lo que hacemos a continuación es tomar referencias de nuestro entorno. Normalmente imitamos a las personas que amamos y que cuidan de nosotros, de esta manera reproducimos también sus gestos y actitudes posturales. Más tarde haremos lo mismo con los modelos y mitos que nos presenta la sociedad. Tristemente nos apropiamos de sus desequilibrios y al mismo tiempo surgen toda un serie de tensiones para compensarlos.

La adolescencia es la etapa en la que pasamos de poseer una identidad familiar más o menos bien constituida, a intentar construir una identidad en lo social. La inseguridad que experimentamos la mayoría de nosotros en ese tránsito, facilita la adquisición de actitudes posturales y patrones de tensión particulares, de lo que no siempre nos liberamos fácilmente en las etapas siguientes.

Como hemos analizado en el capítulo de las cadenas musculares, Godelieve Denys-Struyf, afirma que el origen de las tensiones se encuentra en las pulsiones psico-comportamentales que cada uno experimentamos. Estas pulsiones provocan reacciones de defensa a nivel de nuestras cadenas musculares, que si se instalan de manera permanente representarán para nosotros una limitación o condicionamiento.

Wilhelm Reich fue el primer psicoanalista que relacionó el cuerpo con los procesos mentales. Descubrió que los conflictos y bloqueos psicoemocionales residían en el tejido muscular y que al mismo tiempo que constituimos nuestro carácter, creamos una «coraza muscular» con la que protegernos. El inconveniente se encuentra en que esta coraza llega a impedir el libre fluir de la energía psico-emocional de nuestro cuerpo-mente.

Alexander Lowen, uno de los herederos de estas ideas y creador de la Bioenergética (una forma de psicoterapia) describe claramente este proceso en una de sus obras:

«Los procesos energéticos del cuerpo están relacionados con el estado de viveza del cuerpo. Cuanto más vivo esté uno, más energía tendrá, y viceversa. La rigidez o la tensión crónica disminuyen nuestra viveza, y menguan nuestra energía. Es al nacer cuando un organismo se encuentra en su estado más vivo y más fluido.

No podemos evitar la rigidez que viene con la edad. Lo que podemos evitar es la rigidez debida a tensiones musculares crónicas que resultan de conflictos emocionales no resueltos.»

«Todo estrés produce en el cuerpo un estado de tensión. Normalmente la tensión desaparece cuando el estrés es aliviado. Las tensiones crónicas, sin embargo, persisten, después de que el estrés provocador haya sido eliminado, bajo la forma de una actitud inconsciente del cuerpo o de un grupo de músculos. Dichas tensiones musculares crónicas perturban la salud emocional al disminuir la energía del individuo, restringiendo su movilidad (el juego y movimiento naturales y espontáneos de la musculatura), y limitando su auto expresión. Resulta entonces necesario aliviar esta tensión crónica, si es que la persona ha de recuperar su plena viveza y su bienestar emocional.»[2]

A mi entender, hay un aspecto sutil que contribuye también a la creación de tensiones innecesarias y tiene que ver con lo que podríamos llamar la «construcción del personaje».

En términos de la psicología junguiana, la sombra forma parte de nuestro inconsciente y se constituye durante la infancia; en ella guardamos todo aquello de nosotros mismos que por alguna razón hemos considerado negativo, detestable o impresentable; obviamente en ello influye nuestro sistema de creencias. Es como el lugar donde guardamos los «trapos sucios», nuestras «bajas pasiones», la trastienda donde escondemos nuestro «lado oscuro».

«Cada uno de nosotros lleva consigo un Dr. Jekyll y un Mr. Hyde, una persona afable en la vida cotidiana y otra entidad oculta y tenebrosa que permanece amordazada la mayor parte del tiempo. Bajo la máscara de nuestro Yo consciente descansan ocultas todo tipo de emociones y conductas negativas –la rabia, los celos, la vergüenza, la mentira, el resentimiento, la lujuria, el orgullo y las tendencias asesinas y suicidas, por ejemplo– Este territorio arisco e inexplorado para la mayoría de nosotros es conocido en psicología como sombra personal.»[3]

Al mismo tiempo que se constituye la sombra, tiene lugar la construcción del personaje. Este es una elaboración que hacemos con todo aquello que puede resultar válido, loable o aceptable en nuestro entorno. Tiene que ver con la forma de funcionar que cada uno elegimos en la vida, lo que decidimos mostrar a los demás de nosotros mismos. Supongo que en este mecanismo influye mucho la manera que cada uno tenemos de cubrir nuestra necesidad de afecto, aprobación y reconocimiento.

---

2. *Ejercicios de bioenergética*, Alexander Lowen y Leslie Lowen, Ed. Sirio, 2003
3. *Encuentro con la sombra*, Connie Zweig y Jeremiah Abrams, Ed. Kairós, 2004

Este personaje poco a poco va adoptando toda una serie de actitudes, gestos, conductas e ideas de las personas que toma como referencia y admira.

Probablemente hemos creado el personaje con el que mejor suponíamos que nos iría en la vida, pero al mismo tiempo hemos encorsetado nuestra verdadera naturaleza. Tal vez nuestro yo esencial se encuentra refugiado tras una coraza que le impide moverse con libertad. Tal vez, parte de nuestras tensiones tienen que ver con el esfuerzo que hacemos para mantener a este personaje, para no mostrar a los demás aquello que algún día, de manera inconsciente consideramos «impresentable». Tal vez esas tensiones son el resultado de esta falta de naturalidad que poseen los personajes artificiales.

Especialmente en algunas circunstancias, donde aparentemente «nos jugamos el tipo», este mecanismo de defensa adquiere una mayor relevancia, un examen, una entrevista de trabajo, una conferencia, etc. Es frecuente escuchar después de dichos acontecimientos: «¡Me siento como si me hubieran dado una paliza!». La tensión muscular acumulada puede llegar a ser mucho mayor de la que empleamos a veces para realizar ciertas tareas de tipo físico.

Como puedes observar, el exceso de tensión tiene su origen tanto en cuestiones mecánicas como psicológicas. Éstas a menudo se entrelazan formando una trama difícil de deshacer.

El trabajo que realizamos con nuestras prácticas de Estiramientos de Cadenas Musculares, tiene como objetivo reducir este exceso de tensión y por lo tanto podemos obtener beneficios en ambos niveles. He podido constatar que esta tarea de quitar tensiones, facilita mucho las cosas a la hora de recuperar naturalidad y espontaneidad. A veces tengo la imagen de «quitar capas» de esa coraza muscular que impide el flujo de nuestra verdadera naturaleza.

Cuando este proceso podemos llevarlo a cabo de una manera consciente, se convierte en un verdadero medio para el autoconocimiento.

CAPÍTULO 3

La consciencia corporal y las gimnasias suaves

Nuestro organismo interactúa con el medio de manera continua, de la piel hacia dentro se constituye nuestro mundo interior, y de la piel hacia fuera se extiende el mundo exterior.

Durante cada experiencia que vivimos, al escenario de nuestra consciencia acuden diferentes percepciones. A través de los sentidos recibimos información que procede de afuera y a su vez nuestro organismo genera sensaciones corporales, emociones, pensamientos, imágenes, recuerdos o fantasías. Las percepciones que recibimos mediante los sentidos y nuestras sensaciones corporales nos mantienen íntimamente ligados a la realidad en el momento presente.

En cuanto a la actividad mental se refiere, abarca más allá de lo que ocurre en el presente, es posible tomar contacto con recuerdos del pasado, o también imaginar posibles situaciones que podrían darse en un futuro.

Esto que, por un lado resulta una cualidad de la naturaleza humana, por el otro puede convertirse en una limitación. El mundo de nuestra fantasía a menudo ocupa un mayor espacio del que requiere en nuestra consciencia y ello disminuye nuestra capacidad de estar presentes en el cuerpo y en todo aquello que realmente forma parte del ahora.

Desde nuestro mundo interior la mente interviene procesando todo lo que sucede y así se convierte también en una fuente de imágenes. Con su intervención y debido al tipo de relaciones que establece, contribuye a aumentar o disminuir la energía del momento.

Realidad y fantasía comparten el escenario de nuestra consciencia. La información que procede de nuestro propio organismo a nivel sensorial, lo que viene de fuera a través de los sentidos y nuestra actividad mental, se comportan como tres emisoras que están emitiendo simultáneamente. Cuando nuestra atención se centra en una de ellas, las otras disminuyen su intensidad y su presencia automáticamente, llegando a extinguirse eventualmente.

Si conectamos con las dos primeras, nuestra capacidad de vivir plenamente el presente aumenta, y si lo hacemos con la tercera esta posibilidad puede reducirse claramente.

Continuamente estamos sometidos a la reactividad del pensamiento. Dicha reactividad está relacionada con la memoria de experiencias y datos que pertenecen a nuestro pasado. Este mecanismo genera ideas preconcebidas e impide que nos acerquemos a nuevas experiencias con un interés genuino. Desarrollar la capacidad de darnos cuenta de este mecanismo puede ayudarnos a mantener nuestra mente más abierta y libre. Superar la tendencia a dejarnos llevar por los prejuicios hará crecer nuestra curiosidad y aumentará nuestro nivel de vitalidad.

«La atención puesta en la sensación tranquiliza lo que es compulsivo en nuestro pensamiento, y así la mente queda libre y lista para realizar su función normal que es la percepción»[1].

Todas las gimnasias suaves tienen como denominador común entre sus objetivos ampliar la consciencia corporal, esto vincula inmediatamente a la persona con la realidad y el presente. Este principio aparentemente sencillo, se convierte en una verdadera «medicina» para nuestro cuerpomente y a su vez es como una herramienta multiuso; puede ayudarnos tanto en una correcta utilización corporal, para evitar sobrecargas, alteraciones y lesiones funcionales, como está en la base de una buena salud emocional. Es fundamental para nosotros identificar en todo momento cuáles son nuestros verdaderos sentimientos o emociones; para ello la forma más directa es tomar contacto con nuestras sensaciones corporales. Esta toma de consciencia sensorial es necesaria para facilitar todos los procesos de autorregulación que se dan en nuestro organismo, tanto a nivel físico como emocional.

Entre las prácticas que he podido experimentar hay una que destaca por su riqueza en este sentido, me refiero a la «Consciencia Sensorial» de Charlotte Selver. Charles Brooks la describe en su obra del mismo título, con estas palabras: «El objetivo de este trabajo es el funcionamiento total de nuestro organismo en el mundo que percibimos y del cual formamos parte, el funcionamiento de nuestra ecología personal: cómo llevamos a cabo nuestras actividades, cómo nos relacionamos con las demás personas,

---

1. *Consciencia Sensorial*, Charles Brooks, La Liebre de Marzo, 1996

con las situaciones, con los objetos. Intentamos descubrir lo que es natural en este funcionamiento y lo que es condicionado: cuál es la naturaleza que nos ha sido designada por la evolución para mantenernos en contacto con el resto del mundo y lo que es nuestra «segunda naturaleza», como a Charlotte le gusta llamarla, la cual tiende a mantenernos separados. Descubriremos un espectro que se difunde desde lo percibido hasta lo concebido, en el cual nuestra educación nos ha encontrado en un extremo y nos ha empujado al otro, en donde nos mantiene aprisionados. Al experimentar las sensaciones regresamos gradualmente a esa amplia zona del centro del espectro, donde nuestro derecho de nacimiento queda equilibrado con nuestra cultura y a partir del cual nos encontramos libres para movernos en cualquier dirección»[2].

Todo empieza por identificar el proceso interior que en la práctica corporal se produce. Es como si ajustáramos nuestro «radar sensorial» para percibir más claramente los pequeños cambios corporales, los acontecimientos de nuestro universo interior, las reacciones de nuestro organismo frente a cada experiencia.

Tanto la postura como la respiración son funciones reflejas en nuestro organismo. Dependen principalmente del sistema nervioso autónomo. Esto quiere decir que en ellas no interviene de forma continuada nuestra voluntad, y aunque eventualmente podamos modificarlas voluntariamente, habitualmente no es así, para que nuestra atención pueda ocuparse de otros asuntos. Dicho automatismo, justifica en principio la falta de consciencia que tenemos de ellas. Asimismo es importante tener presente que nuestro inconsciente ejerce una gran influencia sobre las funciones autónomas.

¿Si te dieras cuenta de que estás apretando la mandíbula, lo seguirías haciendo?. ¿Si observaras que a menudo estás elevando tus hombros y tensionando tus trapecios, los mantendrías mucho tiempo así? En muchas ocasiones generamos tensiones innecesarias o hacemos uso de nuestro cuerpo con un exceso de tono muscular sin darnos cuenta. Una mayor consciencia corporal nos permitiría economizar gran cantidad de energía y ganar en vitalidad.

Nuestro organismo dispone de un área del Sistema Nervioso que se denomina Sistema Propioceptivo. Su función es informar al Sistema Nervioso Central de la tensión y orientación que tienen las articulaciones,

2. *Consciencia Sensorial,* Charles Brooks, La Liebre de Marzo, 1996

esto nos permite conocer, entre otras cosas, la ubicación de las diferentes partes de nuestro cuerpo en el espacio sin llegar a mirarlas. A partir de esta lectura, y junto con las referencias auditivas y visuales, podemos organizar el esfuerzo justo para mantenernos y proyectar el movimiento en la dirección deseada.

Podemos hacernos la idea de que disponemos de un radar sensorial que sirve para detectar todo lo que acontece en nuestro interior.

A menudo, digo a mis alumnos: «¡Si no te das cuenta de los pequeños cambios corporales, fácilmente tu cuerpo se llenará de tensiones innecesarias!».

El exceso de tensión continuado genera dolor y éste sirve como un lenguaje que nos advierte de que algo no está funcionando bien en nuestro cuerpo. Darte cuenta del dolor resulta por supuesto inevitable, esta es una de sus funciones, la de llamar nuestra atención, indicarnos algo. Probablemente muchas veces a estas alturas el daño ya está hecho.

A nivel de nuestro aparato locomotor la mayor parte de las molestias pueden indicarnos que tal o cual uso de nuestro cuerpo está resultando inadecuado y por lo tanto hay cierta fatiga o sobrecarga.

Lo que resulta de utilidad es darse cuenta de los pequeños cambios que anteceden al dolor. El problema reside en que con frecuencia nuestro organismo no está acostumbrado a percibir esos pequeños cambios. Fácilmente responde a estímulos importantes o de cierta magnitud y por lo general no registra de manera consciente aquellos que son de una baja intensidad o se producen de modo sutil. Es como si tuviéramos un umbral demasiado alto.

Un agricultor experimentado siempre sabe cuando se avecina una tormenta. Evidenciar la tormenta cuando ya la tienes encima, no tiene ninguna utilidad. Para un buen observador, puede haber infinidad de pequeños detalles que indican este cambio atmosférico, puede ser el tono de luz, la forma en que se transmiten los sonidos, cambios en la dirección del viento, la humedad del ambiente, cambios en la conducta de las aves, etc.

La diferencia entre un buen observador y otro que no lo es, reside en la capacidad de hacer conscientes esos pequeños detalles, es decir, el contacto que mantiene con su entorno. Nuestro cuerpo es como cualquier ecosistema, y la clave de nuestra salud está en la autorregulación de este ecosistema. Hay muchas formas de agredirlo y una de ellas es ignorarlo, consciente o inconscientemente. Por esta razón nuestras prácticas de Estiramientos de Cadenas Musculares también persiguen como objetivo afinar la sensibilidad de este sistema de radar, estimulando la capacidad de observación y de escucha del propio cuerpo y sus sensaciones. Poco a poco el practicante se va abriendo a la posibilidad de darse cuenta en el cuerpo.

Para muchas personas, su cuerpo se ha convertido en una casa deshabitada a la que no saben cómo regresar. Paradójicamente esto se da dentro de una cultura que por otro lado rinde un culto al cuerpo ciertamente desmesurado.

También, el hecho de vivir en una sociedad tan llena de estímulos, contribuye a que nuestra mente se acostumbre a ello y a menudo no es fácil parar esta inercia. Vivimos con una necesidad creada de que desde afuera los estímulos externos llamen nuestra atención, o a veces, simplemente nos distraigan o nos entretengan. Este hecho supone un flaco favor para nuestra riqueza interior y para una posible calma mental.

Con frecuencia los alumnos llegan a las clases víctimas de este alejamiento de su propio cuerpo y ello se traduce en una seria dificultad para sentirse a sí mismos.

Las prácticas de Trabajo Corporal Holístico parten de un principio fundamental, la unidad del ser humano. El cuerpo, las emociones y el intelecto forman parte de un todo indivisible. Aunque esto resulta ser algo comprensible y aceptado por todos, no es fácil que lo tengamos integrado en nuestra vida diaria. La educación, la cultura y nuestras creencias determinan en parte una separación. Algunos autores para no enfatizarla, han utilizado la expresión cuerpomente como una sola palabra, dejando a un lado la otra opción también utilizada (cuerpo-mente).

Aunque en algún caso nos lleguemos a centrar en conseguir un buen funcionamiento y equilibrio de nuestro cuerpo, siempre hay que tomar en cuenta las influencias e interacciones que en todo momento se dan a esos tres niveles. Para introducir un cambio en cualquiera de ellos, es necesario respetar las leyes que gobiernan tanto en la globalidad como en las partes. No se puede llegar a un funcionamiento completo del individuo separándolo por partes. El pleno potencial personal se llega a desarrollar gracias a la integración total de las partes. En realidad nos estamos refiriendo a diferentes planos de manifestación de la misma unidad.

Llegar a una plena experiencia de nuestra unidad psicofísica, muchas veces no es nada fácil. Se trata de un proceso que requiere tiempo y trabajo, es necesario un entrenamiento consciente y constante. Requiere de una actitud renovada y abierta que sólo surge después de haber roto esquemas de separación e ideas preconcebidas. Esta vivencia de sí mismo, se hace cada vez más familiar pero es algo que no siempre podemos mantener de manera constante, a veces es efímero pues los esquemas de separación se imponen con demasiada facilidad, y es necesario estar disponible para integrar las continuas variables que se dan en cada momento.

Cuando la persona ha desarrollado la capacidad de vivir desde esta perspectiva a nivel interno, en lo que podríamos llamar su universo interior, también puede llegar a transferirla al mundo exterior de manera que su relación con las cosas, las demás personas y la naturaleza, puede cambiar substancialmente.

Esta es una de las propuestas esenciales de la filosofía del yoga, su propio significado así lo indica. Yoga viene de la raíz sánscrita YUG, que quiere decir unión o ligadura.

La riqueza del sistema yoga consiste en que dicha experiencia de integración de los diferentes planos de manifestación del individuo, no se queda solamente a nivel personal, si no que llega también a lo transpersonal.

Para nuestra cultura, donde la vivencia de separación está tan arraigada, este tipo de propuestas resultan muy valiosas.

Tanto en oriente como en occidente existen toda una serie de prácticas y métodos que comparten premisas y objetivos. Actualmente aquí se han definido como Gimnasias Suaves; ésta es una expresión genérica que se viene empleando para englobar estos métodos. Cuando utilizo esta expresión soy consciente de que como término, no abarca el significado total de los mismos. Es difícil que un término defina completamente a trabajos de tan amplia envergadura.

Hay que destacar que la mayoría se han desarrollado de manera empírica, casi la totalidad de sus creadores partieron de una necesidad personal o de un problema de salud, probablemente esto sea lo único que tenían en común, pues en cuanto a su formación inicial se refiere, ha sido de lo más diversa.

Con respecto a estas prácticas podemos mencionar algunos de sus objetivos:

- Toma de consciencia: el primer paso es darse cuenta, reconocer el modo particular que cada uno tenemos de habitar nuestro cuerpo. Tratar de identificar los patrones y conductas que reproducimos habitualmente. Reconstruir la imagen corporal que tenemos de nosotros mismos; a veces esta imagen se encuentra fragmentada o incompleta. Llegar a tener una percepción más clara.

- Liberarnos de tensiones crónicas: por diferentes motivos las tensiones y acortamientos musculares se instalan en nuestro cuerpo, ellas limitan la posibilidad de estar bien alineados en el campo gravitatorio y condicionan la libertad de movimiento.

- Refuncionalizar o reprogramar el movimiento: se trata de revisar patrones de movimiento que incluyen tensiones innecesarias debido a viejos hábitos y proponer otros nuevos con mínimo esfuerzo, y con mayor calidad de expresión. La clave para ello se encuentra en la regulación o ajuste del tono muscular. Es necesario estimular la propioceptividad para facilitar una adecuada coordinación neuromuscular. También hay que recuperar la micromovilidad, que fácilmente se encuentra «desprogramada».
- Liberar la respiración: reducir las tensiones que impiden su pleno funcionamiento. Aumentar la consciencia y mejorar su adaptabilidad.
- Explorar y afinar los sentidos, para mejorar nuestra relación con el mundo exterior.
- Mejorar el funcionamiento de órganos y sistemas, tratando de buscar situaciones que faciliten su autorregulación.

En realidad, estos objetivos no se persiguen de una manera aislada o por separado, la mayoría de prácticas incluyen diversos elementos que se combinan entre sí, y como resultado se pueden observar cambios en todos los planos.

Si hablamos de unidad psicofísica tenemos que aceptar que, al trabajar el cuerpo con profundidad, pueden aflorar emociones que permanezcan retenidas en nuestro interior. En este sentido influye mucho cómo se plantean las sesiones y es importante que la persona que guíe el grupo esté capacitada para abordar cuestiones emocionales. En algunos métodos, no en todos, se ha subrayado más este aspecto.

Al igual que hay técnicas corporales que pueden enfatizar cuestiones de carácter psicoemocional, existen corrientes de psicoterapia que utilizan el trabajo corporal como un medio para la exploración de sí mismo. Basadas en la premisa de que el cuerpo guarda memoria de todas las experiencias vividas, a través de él es posible tomar consciencia o trabajar ciertos aspectos de una manera no verbal. Por mi propia experiencia puedo mencionar la técnica de Sensibilización Corporal desarrollada por la Dra. Fina Sanz dentro de la Terapia de Reencuentro.

Cada una de las técnicas corporales se distingue por subrayar ciertos aspectos, pero todas tienen mucho en común. La mayoría de ellas tienen tanto una dimensión pedagógica como terapéutica, de algunas es destacable su utilización individual o terapéutica y de otras su aplicación en grupo como una enseñanza. Todas ellas constituyen una verdadera pedagogía de la salud.

Podemos mencionar algunos métodos, todos ellos bastante conocidos: el método de autoconsciencia por el movimiento de Moshe Feldenkrais, la Eutonía de Gerda Alexander, la Gimnasia Holística de la Dra. Ehrenfried, Consciencia Sensorial de Charlotte Selver, la técnica de Matthias Alexander, el método del Aliento Experimentable de Ilse Middendorf, la Antigimnasia de Thérèse Bertherat, el trabajo de Alice Aginski, el de Carola H. Speads, etc.

Al hablar de estos métodos, hay que hacer una mención especial de Elsa Ginddler, sus descubrimientos y su trabajo están en la base de algunas de las técnicas que acabo de nombrar:

«Ginddler fue una maestra de educación física que cayó enferma de tuberculosis cuando tenía veintitantos años, y fue desahuciada por los médicos aconsejándole que dejara la ciudad y pasara sus últimos días en el aire puro de los Alpes. Para una joven maestra de la clase trabajadora, esto estaba fuera de su alcance. No existía entonces la técnica de paralizar el pulmón enfermo para dejarlo descansar y lograr así su curación. Ginddler intuyó que si lograra, con quietud y paciencia, ser capaz de sentir algo de sus propios procesos internos, y descubrir formas para estimular la curación, en vez de obstaculizarla, podría sanar. Los tejidos enfermos eran los de uno de los dos pulmones, y Ginddler se convenció que debía volverse tan sensible a su respiración, que pudiera permitir que el aire penetrara solamente en el lado sano de sus pulmones, mientras que la parte seriamente afectada permaneciera en relativo descanso.

Esta tarea autoimpuesta podría casi considerarse como una definición de lo que los estudiantes del budismo Zen ahora llaman «meditación», la entrega total a la respiración. Pero en 1920, Gindler nunca había oído nada sobre el Zen, y estaba experimentado por su cuenta, basada exclusivamente en su intuición. Ya que la respiración requiere más de la actividad muscular que cualquier otra actividad vital, esto significaba un despertar muy generalizado de su propia flexibilidad muscular así como de sus procesos internos. Significaba, en verdad, un estado de alerta de todo el sistema nervioso sensorial, porque, como una piedra arrojada el agua, cualquier excitación del organismo tiende a originar una reacción en el organismo entero. En una situación tan crítica, cada perturbación en la respiración era muy aguda. Por otro lado, cuando pudiera sentir el funcionamiento interno, podría permitir conscientemente que las obstrucciones se disolvieran y dejaran de interferir con la tendencia innata del organismo a regenerarse.

Este descubrimiento que hizo Ginddler, y su aplicación práctica, constituyen la base de toda nuestra obra.

En el transcurso de un año, Elsa Ginddler, se había prácticamente curado a sí misma para asombro de los médicos académicos que la habían atendido, uno de los cuales, encontrándosela por casualidad en la calle, le pidió que fuera a su consulta para un examen, y al escuchar la explicación de Ginddler sobre su cura, se ruborizó y dijo: «Los milagros suceden algunas veces».

Pero desde entonces, Ginddler, ya no pudo dar clases de calistenia. Se había dado cuenta de que podía aprender a sentir su propio funcionamiento, y más todavía, a percibir y a permitir los cambios en las actitudes que acompañan a éste. Se había percatado de que esta podía convertirse en una actitud hacia la vida totalmente diferente de aprender los métodos y las prácticas de los otros. Lo que en un principio había sido un método terapéutico, se convirtió en una Weltanschauung, mucho más allá de las fronteras de la terapia. Hasta su muerte en 1961, persiguió y exploró esta actitud por medio de experimentos prácticos con estudiantes devotos, y sin darle a su trabajo otro nombre más formal o específico que el de *Arbeit am Menschen* (trabajo con el ser humano) o *Nachentfaltung* (despliegue tardío)».[3]

Igualmente hay que destacar los trabajos de Ida Rolf sobre el tejido conjuntivo (Rolfing), de Françoise Mézières sobre las cadenas musculares y de Mme. Struyf en cuanto a la relación de las cadenas musculares con el mundo psicoemocional. Ellas por separado, desarrollaron una visión del cuerpo humano, extraordinariamente lúcida.

Los métodos que han formulado son de aplicación terapéutica, pero a su vez han inspirado, y están en la base de otras técnicas que se proponen como una enseñanza.

---

3. *Consciencia Sensorial,* Charles Brooks, La Liebre de Marzo, 1996

CAPÍTULO 4

Las lesiones del aparato locomotor

Un lumbago, una tortícolis, una ciática, una tendinitis, una hernia discal, etc.; son algunos ejemplos de lesiones típicas de sobra conocidas para nosotros. Aquellas que se presentan en la espalda y columna vertebral nos llaman en especial la atención, debido a las cifras tan altas que arrojan las estadísticas; según se sabe entre el ochenta o noventa por ciento de la población está, ha estado o estará afectada por este tipo de molestias.

En este campo hay que distinguir por un lado aquellas lesiones que han tenido un desencadenante traumático, como puede ser cualquier caída, accidente, etc. y por otro lado las que no lo tienen. Existen muchas lesiones que afectan a nuestro aparato locomotor y que no tienen su origen en este tipo de acontecimientos. Se denominan funcionales y se manifiestan a menudo de una manera progresiva en forma de pequeñas crisis eventuales, y con el tiempo se hacen más intensas o frecuentes. Como todos los órganos y sistemas del cuerpo, nuestro aparato locomotor, con el paso del tiempo también experimenta un deterioro progresivo y, por lo tanto, hay que pensar en aquellas conductas que lo perjudican y en aquellas que pueden beneficiarlo o conservarlo en mejores condiciones. Es necesario que nos preguntemos cuáles son las razones que contribuyen a que este tipo de alteraciones sean tan frecuentes en nuestra sociedad actual.

En la primera etapa de nuestra infancia, gracias a una serie de habilidades psicomotrices, la posibilidad de estar de pie y movernos fue para nosotros una experiencia cada vez más familiar. Esto se hace posible gracias a una serie de patrones neuromusculares que en cada uno cobran una forma particular. Por ello, a veces, podemos reconocer a una persona desde lejos sin ver claramente su rostro; es su manera peculiar de organizar el movimiento lo que nos resulta familiar. Sabemos que los patrones de movimiento que utilizamos habitualmente se irán sobrecargando con el paso del tiempo, y que, muy fácilmente, entre los treinta y los cuarenta años, pueden presentar molestias debido a que son patrones repetitivos y acumulan tensiones en ciertas cadenas musculares y articulaciones. Estos patrones, con frecuencia también albergan una serie de tensiones innecesarias que restan energía y vitalidad al buen funcionamiento del organismo.

Las articulaciones, sometidas a patrones de tensión repetidos o forzados pierden en parte su movilidad de una manera determinada experimentando pequeñas alteraciones mecánicas. Esta restricción del movimiento casi siempre acaba por dar problemas; en esta región propiamente, o el problema se traslada en forma de compensación a otro lugar donde será manifestado en forma de síntomas.

Todos poseemos un esquema particular de tensiones, una serie de tendencias potenciales que proceden de nuestra tipología heredada a nivel de cadenas musculares. Como hemos dicho, en el método G.D.S. recibe el nombre de «terreno predispuesto» y a él se suman otros factores como son: el «modo de funcionar» que a nivel psico-comportamental tenemos cada uno, el uso que hacemos de nuestro cuerpo en la vida diaria (profesión, manera particular de movernos y hacer los esfuerzos, actitudes posturales, etc...) También hay que sumar aquellas secuelas que a lo largo del tiempo pueden dejarnos los pequeños o grandes traumas que hayamos sufrido.

Normalmente, todos estos factores lo que hacen es acentuar los patrones arquetipales que cada uno ya posee por herencia genética.

Con respecto al aparato locomotor sucede algo curioso; ya que algunas enfermedades se contraen por contagio, a nivel profano esto nos puede influir a la hora de interpretar las lesiones articulares de tipo funcional. Fácilmente podemos pensar que el problema ha empezado en el momento en que aparecen los síntomas y lo cierto es que casi nunca es así. Puede serlo en el caso de las lesiones traumáticas, pero no en las restantes de carácter funcional. Siempre hay que analizar el proceso que nos ha llevado al punto en que estamos y también debemos pensar como hemos podido contribuir nosotros en cada caso. Suele haber un factor desencadenante que actúa como la gota que desborda el vaso. F. Mézières insistía que en la zona donde se manifiesta el dolor, no debemos buscar la causa del problema ni tampoco la cura: «la alteración es el final de un proceso iniciado anteriormente».

Quiero destacar que a nivel del aparato locomotor, no hemos recibido ningún tipo de educación válida que nos permita prevenir algunas lesiones. Con relación al movimiento hemos hecho, y seguimos haciendo, verdaderas barbaridades, tanto en el mundo laboral como en el ejercicio físico o en la vida cotidiana. La desinformación que existe es muy grande. Tanto a nivel de base como en la propia universidad, cuando doy cursos sobre este tema, siempre me he encontrado al final con los mismos comentarios, todos coinciden en que esto tendría que enseñarse en los colegios.

En este campo recomiendo las obras de Blandine Calais y Patrick Germain, sobre «Anatomía para el Movimiento».

He observado que a las personas nos cuesta comprender y asumir la complejidad mecánica de nuestra estructura corporal. Sin embargo, resulta curioso el interés que ponemos a veces en cuidar de algunas cosas, como es el caso de nuestro automóvil; llevamos a cabo su mantenimiento, lo protegemos bien, etc.

Supongo que nacer con el don del movimiento y tenerlo incorporado en nuestra propia naturaleza desde el primer momento, hace que le restemos importancia o no seamos conscientes verdaderamente de lo que significa para nosotros. Si difícil resulta comprender la complejidad de nuestra estructura, mucho más difícil resulta asumir la responsabilidad de su cuidado. Quiero destacar la importancia que en este campo tienen la Osteopatía, la Quiropráctica y otras terapias manuales que buscan restablecer el equilibrio de nuestro cuerpo. Son de una gran eficacia tanto a nivel terapéutico como preventivo.

Los Estiramientos de Cadenas Musculares nos ayudan, de manera extraordinaria, a reducir el esquema de tensiones que cada uno poseemos, actuando tanto a nivel preventivo como terapéutico.

En este capítulo quiero hacer hincapié en el mecanismo lesional de una de las partes más castigadas de nuestro cuerpo. En general la columna vertebral, por su complejidad biomecánica es muy delicada, su fragilidad depende de muchos factores. Una parte muy importante de nuestro sistema nervioso vive dentro de la columna vertebral. Nuestro cerebro, a través de la médula espinal se vierte en su interior y así emerge por los distintos huecos que se forman entre vértebra y vértebra, para recorrer seguidamente todo nuestro organismo. Como una gran autopista de la información, intercomunica las partes con el órgano central que controla y dirige todas las funciones.

La columna vertebral, como estructura biomecánica que aloja y protege el sistema nervioso, tiene una gran influencia sobre el mismo. Cualquier alteración mecánica de las vértebras puede afectarle directamente, y cómo no, indirectamente también puede verse perturbada por alteraciones viscerales.

Es muy frecuente que problemas digestivos, hepáticos o intestinales se vean reflejados en forma de molestias sobre nuestra columna vertebral y aún más, estructuralmente todas las vísceras de nuestro cuerpo tienen una vinculación con ella a través del tejido conjuntivo. Una desviación en el recorrido del colon o cualquier ptosis visceral influirá directamente sobre ella, ya que su función es parecida a la de un mástil que lo sostiene todo. Es como si todas las vísceras estuvieran colgadas de la columna vertebral.

También en este momento no podemos dejar de hablar de la respiración, de la gran influencia que ejerce sobre la columna. Los órganos y músculos de la respiración también dependen en parte de este mástil móvil y multifuncional que es nuestra columna vertebral. En cada inspiración, todos los músculos que la recubren reaccionan de manera automática con el fin de que este mástil se comporte eficazmente y sirva de sostén a tan delicada función. ¡Nuestra columna respira!, inhala y exhala en una perfecta sincronía con nuestros pulmones. Al mismo tiempo, la caja torácica con los pulmones y el espacio abdominal, con su contenido visceral, se convierten en una especie de sistema hidro-neumático que interactúa con ella. Algunas de las alteraciones o desviaciones que se presentan en la columna vertebral, tienen su origen en ciertas anomalías de la compleja estructura muscular que garantiza de manera constante la entrada y salida del aire en nuestros pulmones.

Especialmente la zona lumbar presenta habitualmente muchos problemas. En mi opinión, el riesgo que corre esta región tiene mucho que ver con la cantidad de situaciones que a menudo le afectan a nivel postural o de movimiento: la frecuencia con que nos flexionamos hacia delante, el modo en que lo hacemos, sobre todo al manejar cargas, las posturas que adoptamos al estar sentados, la falta de alternancia en nuestros hábitos de movimiento y también diversas prácticas que podemos realizar a modo de ejercicios. Progresivamente se van dañando los discos intervertebrales, los ligamentos y también más tarde los nervios y la médula espinal.

A continuación indicaremos algunas circunstancias de nuestra vida cotidiana, donde la columna lumbar se ve afectada más o menos de la misma manera. Junto a las posiciones que considero desaconsejadas, propongo una posible corrección:

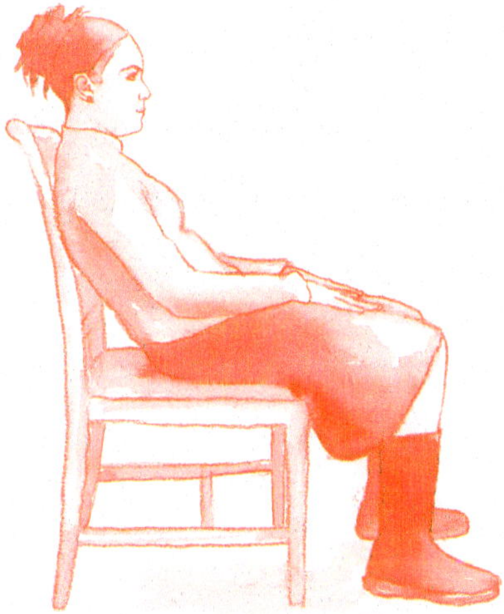

No recomendado

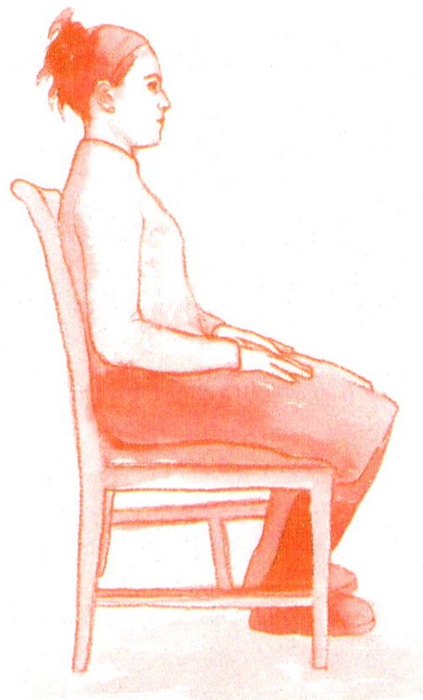

Recomendado

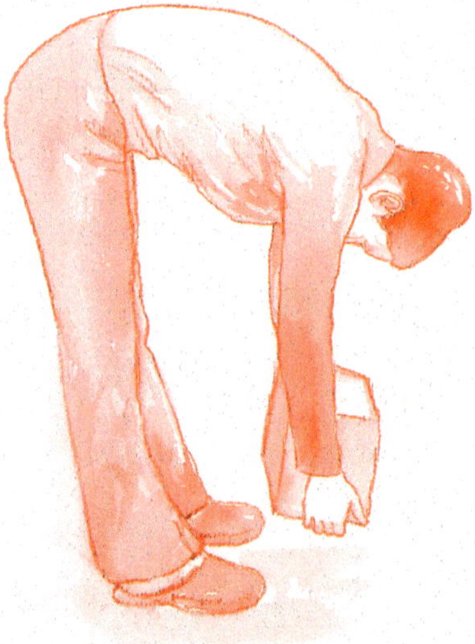

No recomendado

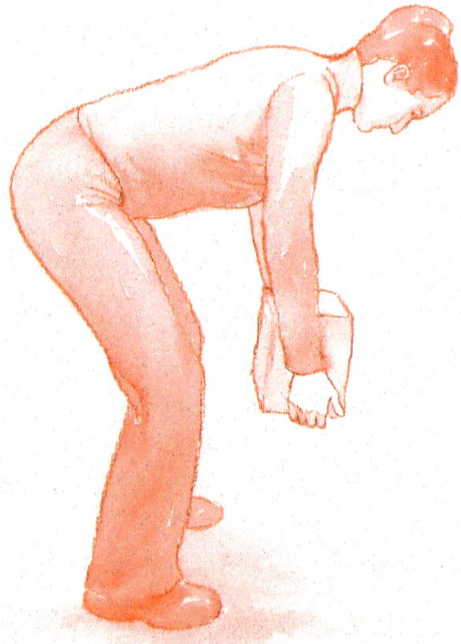

Recomendado

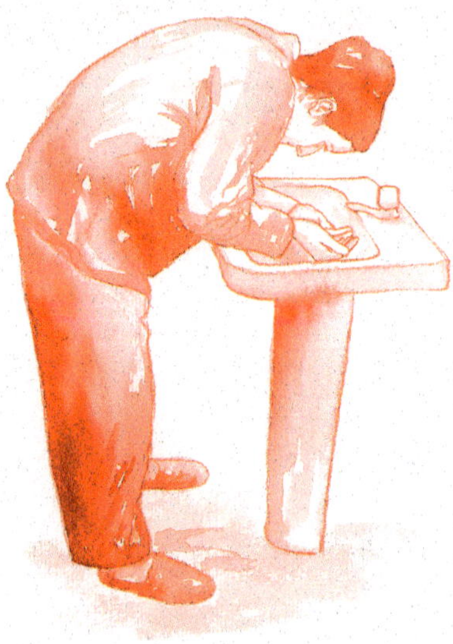

No recomendado

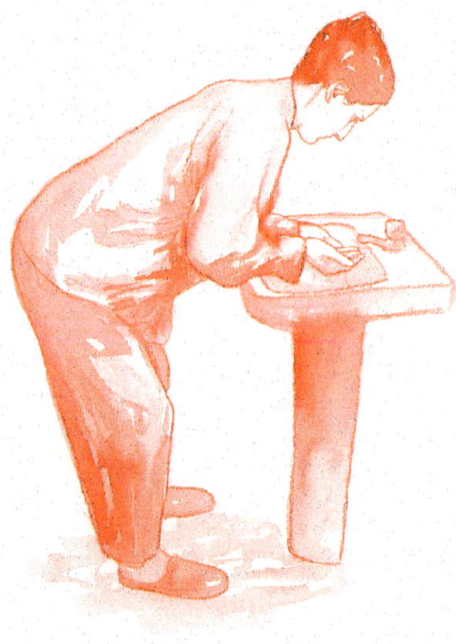

Recomendado

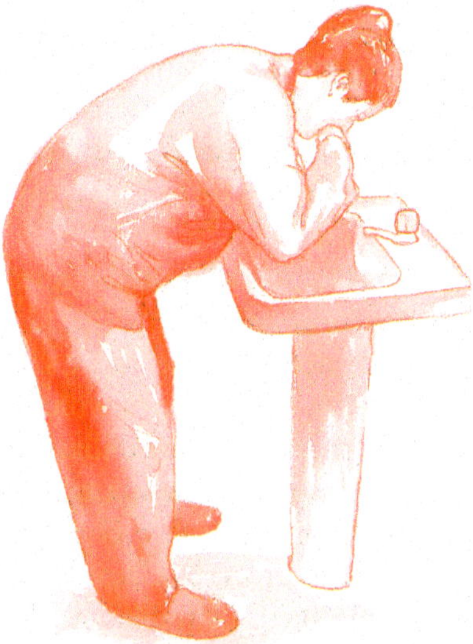

No recomendado

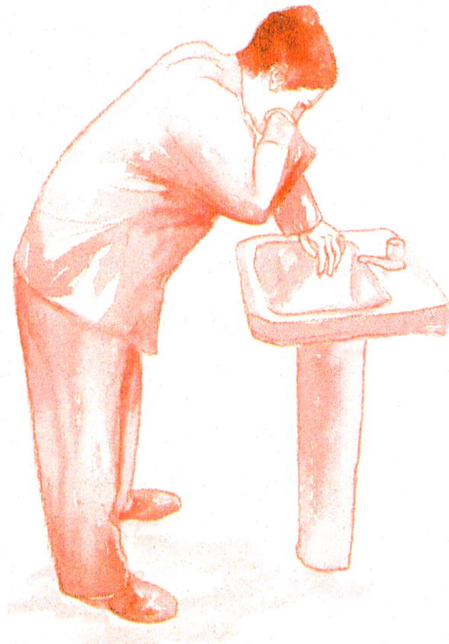

Recomendado

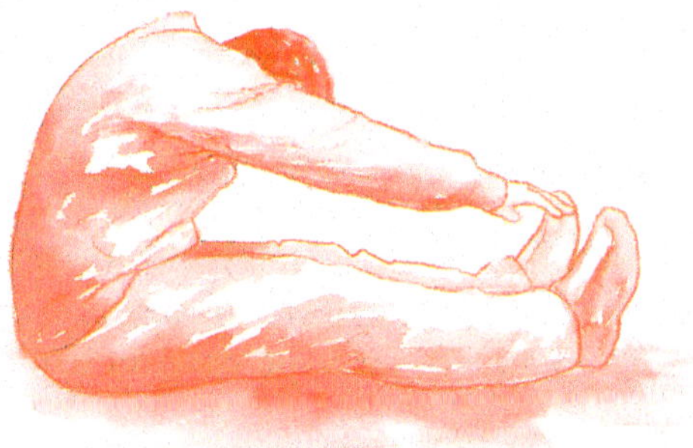

No recomendado

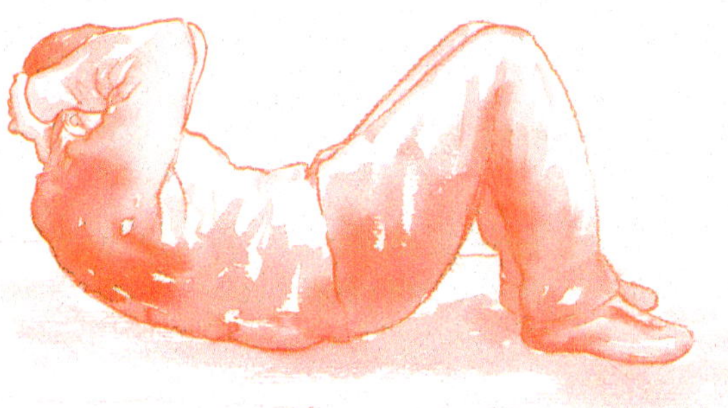

Recomendado

Mejorar el estado de salud de una persona no es tarea fácil. La salud es el resultado de un equilibrio que se da en nuestro organismo, donde el todo y las partes interactúan continuamente.

Un buen estado de salud, a todos los niveles, es el resultado de una búsqueda consciente y atenta que se dirige a la comprensión de todos los procesos de acción y reacción que vivimos diariamente.

Aún así, sabemos que pueden darse muchos factores que alteren nuestra salud y de los cuales no somos directamente responsables.

En el caso del aparato locomotor, y especialmente con relación a las lesiones funcionales, resulta imprescindible que la persona se involucre, tanto a nivel de autoconocimiento como en un proceso de sensibilización y conciencia corporal, el cual resulta imposible de adquirir de una manera mecánica o teórica. Podemos llegar a leer diversos libros sobre el tema y aún así no haber avanzado ni un solo paso en este proceso. Cambiar los hábitos en el uso de nuestro cuerpo requiere también un trabajo a nivel sensorial. Se hace necesaria la ayuda de una persona que haya recorrido el terreno, que pueda acompañarnos y facilitar las claves para así poder madurar en esta capacidad que tenemos las personas de darnos cuenta, de hacer consciente lo que antes podía darse de una manera inconsciente o mecánica.

Resulta relativamente fácil dar a conocer los principios básicos para un buen uso del aparato locomotor, pero no es tan fácil iniciar dicho proceso, hay que replantear aspectos que están en la base de nuestro aprendizaje del movimiento y que tienen un origen psico-corporal.

Considero que en el ámbito de la prevención hay que señalar cuatro objetivos primordiales:

- Adquirir conocimientos básicos sobre el funcionamiento de nuestra estructura corporal.
- Iniciar un proceso de autoconsciencia y sensibilización corporal.
- Cambio de hábitos en cuanto al uso del cuerpo en el trabajo y en la vida cotidiana.
- Facilitar toda una serie de técnicas corporales de auto cuidado: la prevención empieza en nuestra propia casa.

CAPÍTULO 5

La respiración

Los pulmones constituyen el órgano principal de la respiración, ellos pueden llenarse de aire gracias al movimiento que realizan una familia de músculos denominados «inspiradores». Su vocación es la de «crear espacio» en el interior de la caja torácica, todos ellos actúan de manera sincronizada para aumentar el volumen de la misma y así obligar al aire a penetrar en los pulmones debido a una diferencia de presión.

La respiración es una función refleja y aunque podemos intervenir modificándola eventualmente desde nuestra voluntad, ella está dirigida automáticamente por nuestro sistema nervioso autónomo. Está protegida hasta tal punto que no podemos interrumpirla a nuestro antojo. Tanto es así que estando bajo el agua o si nos encontramos en un espacio cerrado donde hay un gas tóxico, si no podemos eludir dicha situación, para nosotros será inevitable respirar aunque esto suponga un peligro de muerte. Nuestros músculos inspiradores seguirán trabajando para llenar los pulmones, más allá de nuestra voluntad consciente del peligro.

Estas observaciones nos permiten comprender que estamos hablando de una cadena de músculos que «trabajan a tiempo completo». Su tendencia a la hipertonicidad es semejante a la de los músculos de la estática y por esta razón, a menudo, los músculos inspiradores se encuentran más retraídos o acortados, esto es lo que se define como una respiración «bloqueada». Cuando hay exceso de tensión en los músculos inspiradores el movimiento respiratorio se encuentra limitado y a su vez hay un cierto volumen de aire residual que permanece en el interior de los pulmones. Comúnmente lo que se experimenta es una cierta limitación al tomar aire, la inspiración no resulta todo lo satisfactoria que debiera ser, o se da entrecortada. Una necesidad frecuente de suspirar como medida autorreguladora de urgencia, suele ser otro de los síntomas.

Por supuesto que se dan diferentes niveles en cuanto a este tipo de anomalía, a menudo la persona puede estar tan adaptada a ello que casi no es consciente y la limitación es considerada como algo normal.

Sabemos que no es ésta la única forma de «bloqueo» para la respiración, puede darse también con otros patrones.

Algunos autores opinan que todos poseemos en mayor o menor grado la respiración un tanto «bloqueada», esto puede suceder de modo más o menos permanente en algunos casos, o variable según circunstancias en otros. En los casos de ansiedad es cuando más evidente resulta este bloqueo.

Este tipo de limitación interfiere lógicamente en el aporte de oxígeno para nuestro organismo y por lo tanto puede influir a la larga en la aparición de ciertos problemas de salud.

Como hemos visto, tanto la respiración como la postura son funciones reflejas y ambas están sometidas a influencias de origen psicológico, los conflictos vividos en el presente, o los del pasado, que han quedado retenidos a nivel inconsciente siempre afectan a estas funciones.

«En este mundo deshumanizado, el hombre condenado a vivir en permanente actividad, se olvida de respirar. Las tensiones musculares acumuladas progresivamente lo encadenan e impiden el libre juego diafragmático. Toda emoción influye directamente sobre el ritmo cardíaco y respiratorio, así como sobre el equilibrio de presiones entre las dos cavidades torácica y abdominal.

El diafragma es el primer órgano afectado por la emoción, por la melancolía, el miedo, la angustia, la cólera, sólo la alegría lo libera».[1]

No es posible separar la mecánica respiratoria de las vivencias de cada día, de nuestra manera de funcionar en la vida, del modo en que manejamos las emociones y de tantas otras cosas más que desde nuestra mente y nuestro corazón afectan al organismo entero. Las situaciones de estrés, tan frecuentes en estos tiempos le influyen directamente.

Al mismo tiempo que han quedado registradas las principales experiencias de nuestra vida, todos hemos construido un tipo de patrón respiratorio, una respuesta propia, condicionada por el carácter de dichas experiencias. Podemos decir que cada uno poseemos una tipología a nivel respiratorio; lógicamente está asociada a la actitud postural, forma parte de la tipología global del individuo. Son patrones o roles que en cada caso se dan de manera predominante.

---

1. *Respir-acciones*, Philippe Campignion, Ed. Lencina-Verdú, 2000.
N. del A.: Philippe Campignion describe en esta obra amplia y claramente los diferentes patrones de tensión respiratoria que presentan cada una de las tipologías a nivel de cadenas musculares y propone técnicas básicas para iniciar su reeducación.

Tanto a nivel terapéutico como en las prácticas de grupo, nuestro primer objetivo debiera ser liberar la respiración. Proporcionar la oportunidad de explorar otras opciones, abrir la puerta a nuevas posibilidades, tratar de «deshacer» estos patrones.

El buen funcionamiento de la respiración es fundamental para el equilibrio físico y emocional.

Es frecuente que los alumno/as al principio manifiesten que no saben respirar: «¡A mí, es que no me han enseñado a respirar!», dicen algunos. Como función refleja, la respiración fluye espontáneamente, al nacer no es necesario que alguien nos diga lo que debemos hacer.

Hasta tal punto permanecemos ajenos a la realidad de nuestra respiración, que probablemente pasemos la vida pensando que nos hace falta aprender a respirar.

Evidentemente esto significa que algo no funciona bien, que hay algún tipo de limitación, lo más probable es que en mayor o menor grado nuestra respiración esté «bloqueada».

A continuación veremos algunas nociones básicas sobre el mecanismo respiratorio.

Como dijimos al principio, hay una familia de músculos que son los responsables de la inspiración; su protagonista es el diafragma:

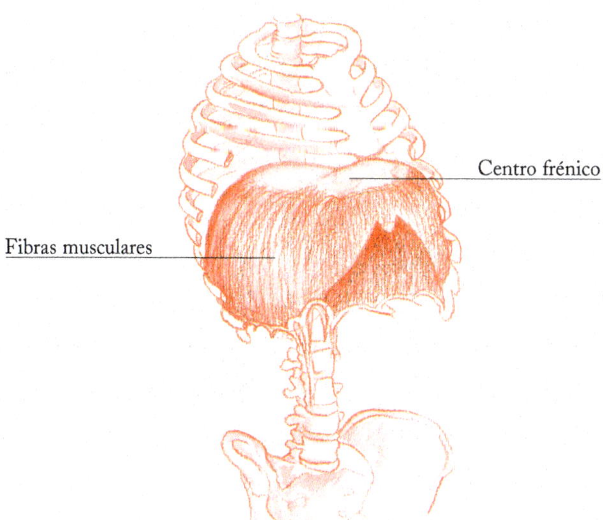

Este a su vez dispone de otros actores «secundarios» que le ayudan en esta tarea.

Los pulmones se encuentran en el interior de la caja torácica, están adheridos a su cara interna y al diafragma por medio de una membrana denominada pleura. Las costillas se articulan por detrás con la columna vertebral y por delante con el esternón, disponen así de una movilidad determinada.

El diafragma es un músculo con forma de bóveda, se parece a un paraguas o un paracaídas. En su parte superior posee una zona tendinosa denominada centro frénico, del cual parten sus fibras musculares para insertarse en el reborde de las costillas y en la columna vertebral.

La cavidad torácica contiene en su interior los pulmones y el corazón. La cavidad abdominal contiene el hígado, el estómago, los intestinos, etc. Se encuentran la una sobre la otra y están separadas entre sí por el músculo diafragma. Podemos hacernos la idea de que la una es como un globo que se llena y se vacía de aire y la otra es como un «globo lleno de agua», las dos interactúan mutuamente, principalmente a través del movimiento diafragmático y la acción de los músculos abdominales. Se puede entender como un sistema «hidro-neumático» de gran importancia para el equilibrio postural.

Podemos llegar a ver al diafragma como un fuelle que con su continuo movimiento actúa sobre las vísceras que tiene por encima y por debajo. Los cambios de presión que se producen durante la respiración entre estas dos cavidades son fundamentales para la buena alternancia entre los fluidos, especialmente para la circulación venosa y linfática. El diafragma con su movimiento produce un auto masaje muy beneficioso para algunos órganos.

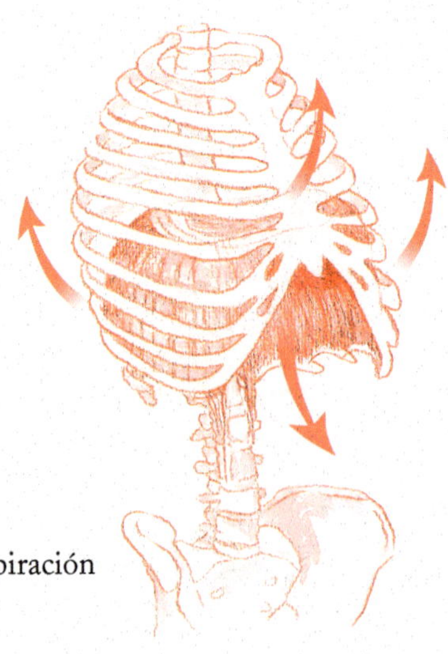

Inspiración

Durante la inspiración, las costillas se elevan aumentando el volumen de la caja torácica y el centro frénico desciende, en este descenso se encuentra con el contenido de la cavidad abdominal y otras estructuras fibrosas (fascia endotorácico) que le sirven de apoyo para convertirse a su vez en elevador de las costillas. Los músculos abdominales actúan en sinergia con el diafragma, de modo distinto según sea una respiración de reposo o en actividad (dinámica o adinámica).

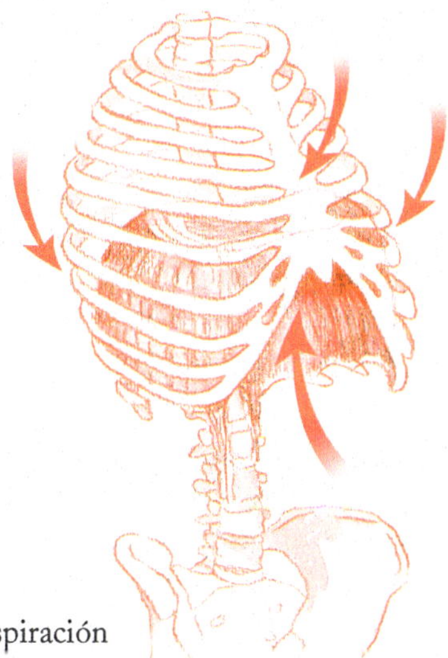

Espiración

Durante la espiración, los músculos que se habían contraído en la inspiración, se relajan. Las costillas descienden y el centro frénico asciende debido todo ello al retorno elástico del tejido pulmonar.

Hay circunstancias en las que los abdominales se convierten en auxiliares de una espiración que podríamos definir como «forzada», éste es el caso de la tos o la risa. También son responsables de lo que podríamos llamar una espiración «controlada», así es durante la emisión de la voz o el canto. La buena coordinación entre abdominales y diafragma es fundamental para mejorar la técnica de emisión en el canto o en la voz.

Paradójicamente como has observado, en la espiración no utilizamos apenas ningún músculo. Es como si hubiéramos estirado de una goma elástica con nuestras manos al inspirar y luego dejáramos de hacer fuerza para que el elástico regrese a su longitud inicial durante la espiración.

Evidentemente existe una gran desproporción, en cuanto a utilización muscular se refiere y por esta razón nos interesamos especialmente por los músculos inspiradores, ellos son los que suelen presentar un exceso de tono.

Como hemos visto, esto es así no sólo por razones mecánicas, sino que también nuestra reacción psicológica frente a situaciones de agresión, peligro o estrés consiste en un requerimiento de dichos músculos. Sólo hay que observar lo que hacemos con la respiración cuando sucede algo que nos asusta, todos reaccionamos instintivamente con una inspiración.

Sabemos que para estirar cualquier músculo del cuerpo es necesario buscar la posición adecuada y permanecer en ella el tiempo conveniente. Con los músculos que participan en la respiración no podemos actuar de la misma manera, pues no es posible dejar de respirar durante un tiempo prolongado y mantenerlos en una posición de estiramiento, es necesario respetar el movimiento respiratorio que garantiza la oxigenación de la sangre. Así pues, lo que haremos es buscar un tipo de respiración que nos permita liberar la tensión de aquellos músculos que habitualmente están más sobrecargados. Por esta razón prolongaremos el tiempo de la exhalación, con el fin de estirar los músculos que se han contraído durante la inspiración, es semejante a reproducir un suspiro. Esto no significa que debemos trasladar este tipo de respiración a la vida diaria como la respiración «correcta»; sólo vamos a utilizarla en algunas de nuestras prácticas. Con la creencia de que debemos aprender a respirar, es fácil que a veces tratemos de auto imponernos nuevos patrones de tensión, no es conveniente tratar de cambiar «por fuerza» nuestra forma de respirar. Yo diría que durante las prácticas hacemos un trabajo de laboratorio y luego dejamos que poco a poco el fruto de nuestro trabajo se vaya incorporando progresivamente, de manera que cambien nuestros hábitos en la vida cotidiana.

EXPLORANDO LA RESPIRACIÓN

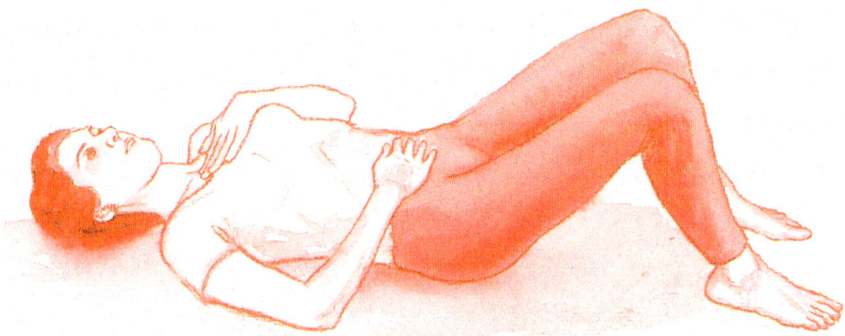

Acostado/a con la espalda en el suelo y las piernas flexionada; puedes poner un libro debajo de la cabeza para elevarla un poco.
Coloca una mano sobre el abdomen y la otra sobre el tórax. En primer lugar no intentes hacer nada, deja que tus manos presencien el movimiento respiratorio sin modificarlo, toma un tiempo para sentirlo, que las manos sólo hagan de testigo.
¿Cómo es este movimiento?, ¿Lo sientes más claramente en un lado o en otro?, ¿Cómo es su ritmo?, el tiempo de la inspiración y la espiración, ¿es semejante o distinto?
Puedes trasladar las manos a otros lugares cómo los costados, el bajo vientre o la parte más alta de las costillas y observar como sientes en cada una de esas zonas la respiración.
También puedes hacer estas exploraciones modificándola, puedes inspirar profundamente, toser, reírte, prolongar un poco la espiración, etc. Observa cómo reaccionan las diferentes regiones.

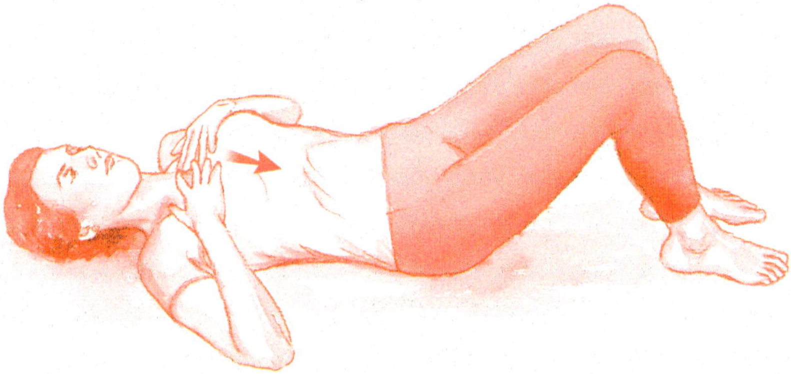

A continuación, después de unos instantes de pausa, coloca las manos sobre la parte alta del tórax. Inspira dejando que asciendan las costillas y al espirar acompaña su descenso con las manos, haciendo una suave presión, para facilitar la salida del aire. Toma el aire por la nariz y expúlsalo por la boca, dejándola entreabierta, con la mandíbula relajada, como reproduciendo un suspiro o como si quisieras empañar un cristal con el aliento. Repítelo algunas veces a tu ritmo. Después toma una pausa para respirar normalmente.

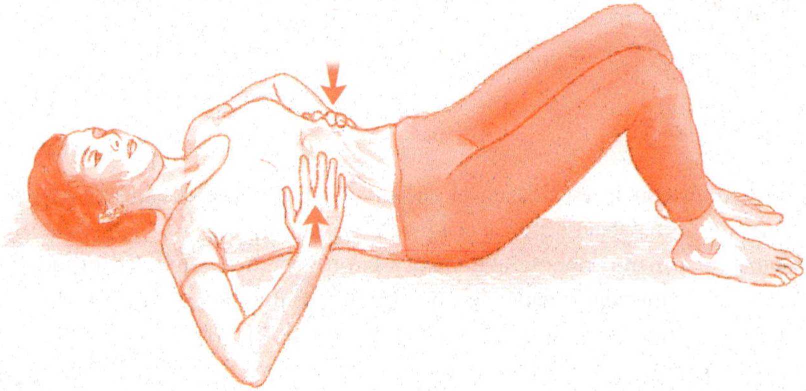

Seguidamente haz lo mismo colocando las manos en los costados. Observa cómo se amplia tu caja torácica en la inspiración y ayuda con tus manos a que desciendan las costillas durante la espiración.

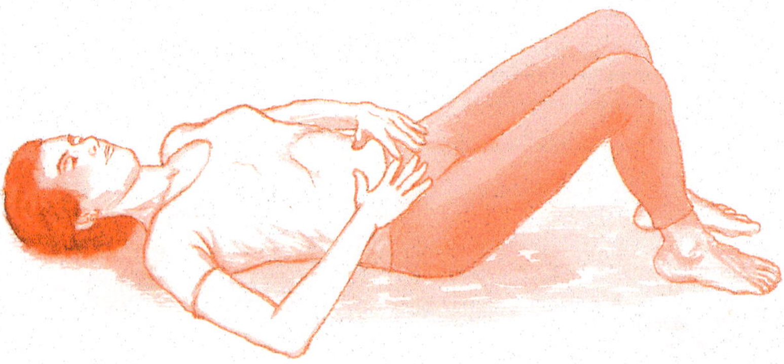

Posteriormente coloca las manos sobre tu vientre y en este caso observa qué hacen tus abdominales cuando tratas de alargar un poco la espiración. Sentirás que se contraen para facilitar la total salida del aire.

Alguna de las veces puedes llegar a inducir un poco su participación, sin que esto llegue a colapsar el fluir de la respiración.
Tras una pausa y para terminar la práctica te propongo que a lo largo de una sola espiración, en el mismo orden, recorras con las manos las tres regiones anteriores.
Se trata de alargar el tiempo de la espiración sin aumentar el esfuerzo. Es importante que no aceleres su ritmo. Ampliar la espiración no significa poner más agitación.

Este tipo de práctica tiene efectos muy relajantes, debido a la reacción que provoca a nivel del sistema nervioso neurovegetativo. Una activación del parasimpático es la causa de dicha respuesta.

Al insistir en «desbloquear» la respiración, no estamos excluyendo otros tipos de prácticas respiratorias, si están bien planteadas todas tendrán efectos positivos. Considero que mantener la respiración libre puede ser preliminar a cualquier otra práctica. Hace mucho tiempo tuve la ocasión de realizar ejercicios avanzados de respiración y posteriormente me di cuenta de que había empezado la casa por el tejado. Sentir la respiración libre es algo agradable y placentero; plenitud y satisfacción son dos palabras que definen bien dicha experiencia.

Por supuesto no es algo que podamos mantener estable en todo momento, nuestros hábitos de tensión, nuestros temores y angustias pueden apoderarse nuevamente de nuestra caja torácica. Conservar una respiración libre y plena requiere, entre otras cosas, de un estado de atención que nos permita observar y reconocer los cambios sutiles que se dan cuando ocurren cosas que pueden llegar a perturbarla.

Tanto en la vida cotidiana como en los procesos de reeducación, o trabajo con la respiración, se hace necesaria dicha sensibilización. Su finalidad es desarrollar la capacidad de darnos cuenta en cada momento del estado en que se encuentra, especialmente antes de modificarla, ya que sólo por el simple hecho de pensar en ella se producen algunos cambios. Observar cómo y de qué manera reacciona frente a las perturbaciones; ser conscientes de cuándo nuestra función respiratoria ha recuperado su normalidad totalmente tras una alteración, etc.

No podemos evitar que reaccione debido a los estímulos que experimentamos, pero sí podemos mejorar nuestra capacidad de autorregulación en esta función.

Durante las clases es fácil observar cómo sólo nombrar la respiración genera entre los alumnos la reacción de inspirar profundo, esto confirma probablemente una falta de contacto con ella.

Como he dicho en otras ocasiones, también con la respiración «se trata más de permitir que de forzar», «dejar que suceda» con naturalidad. Ciertamente resulta difícil renunciar al esfuerzo al que estamos tan acostumbrados.

Si hablamos de «ejercicios» respiratorios hay que destacar el espíritu y la técnica que en su obra «ABC de la respiración» refleja Carola H. Speads:

«La respiración es básicamente una función autorregulatoria. Y no resulta posible ejercitar algo de carácter autorregulatorio. Sólo cabe repetir o «ejercitar» las acciones plenamente voluntarias.

No podemos «realizar» una respiración como podemos «realizar» un movimiento. Lo único que cabe es provocar, forzar o inducir a la respiración a cambiar por si misma. Esto puede lograrse mediante determinados estímulos positivos. Tras suministrar un estímulo, debemos intentar permitir que las reacciones se produzcan lo más libremente posible. Esas reacciones serán de carácter involuntario. Nos ocurren ellas a nosotros, y no es posible realizarlas; lo más que podemos hacer es dejar que se manifiesten libremente. Esta forma de trabajar con la respiración es lo que se denomina «experimentación».[2]

---

2. *ABC de la respiración*, Carola H. Speads, Ed. Edaf, 1980

CAPÍTULO 6

Estiramientos de Cadenas Musculares Principios básicos

En Estiramientos de Cadenas Musculares he querido respetar una serie de principios que son básicos para obtener una práctica cualitativa. Son condiciones que se tienen en cuenta en el marco de la terapia, pero que no siempre se respetan en el campo del ejercicio físico.

- Trabajar principalmente sobre cadenas musculares.
- Respetar la globalidad.
- Hacer un estiramiento suave, sostenido y consciente.
- Trabajar preferentemente en descarga.
- Utilizar criterios de Anatomía para el Movimiento.

Como hemos visto en el capítulo de las cadenas musculares, prácticamente nuestros músculos nunca actúan aislados, lo hacen en forma de grupos o familias de músculos, que reciben la denominación de «Cadenas Musculares». Cada uno de los músculos, de manera solidaria participa aportando su acción particular y todos ellos se van sumando para realizar movimientos o funciones determinadas. De este modo nuestra movilidad puede alcanzar niveles de complejidad muy variados.

El hecho de trabajar sobre grupos de músculos que en su función están relacionados entre sí, nos aporta una mayor eficacia en cuanto al resultado de las prácticas.

También hemos observado que debido a la particular disposición de nuestro sistema músculo-conjuntivo, existe una relación entre las partes y por lo tanto la posibilidad de que se produzcan compensaciones. Hablamos de compensación cuando al hacer el estiramiento se produce una retracción o desalineamiento articular no deseados en el otro extremo de la cadena miofascial.

En este caso el objetivo es estirar de ambos extremos de la cadena al mismo tiempo, siempre que sea posible. Para entender mejor este principio hay que saber que nuestros músculos no siempre sobrepasan una sola articulación. Con frecuencia sobrepasan dos o más articulaciones. Cuando pasan sobre una sola, se denominan monoarticulares y cuando lo hacen sobre dos o más articulaciones se llaman poliarticulares.

Puedes hacerte la idea de que los huesos son como vagones de un tren y las articulaciones los enganches que hay entre ellos. Los músculos serían como gomas elásticas que relacionan unos vagones con otros.

La mayoría de cadenas musculares están constituidas por conjuntos poliarticulares de músculos y esto aumenta el riesgo de compensación o desalineamientos por un arrastre del tejido.

Si podemos estirar de los dos extremos de la cadena al mismo tiempo, evitaremos el desalineamiento y conseguiremos un alargamiento completo y cualitativo del músculo o la cadena. De esta manera también facilitamos que se produzca una descompresión de las articulaciones.

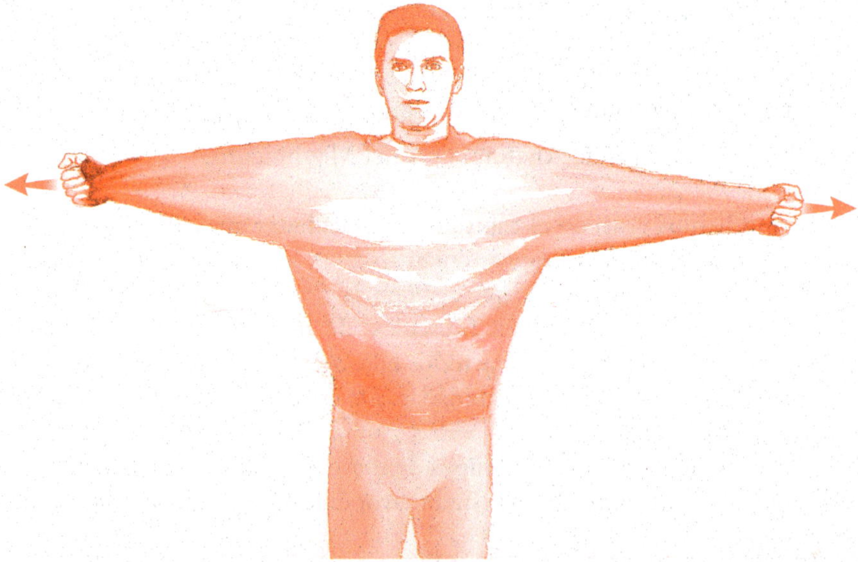

Cuando hablamos de respetar la globalidad estamos tratando de aplicar este principio. La idea es que al trabajar en una de las partes no lleguemos a producir efectos no deseados en el conjunto de nuestra estructura corporal.

Otro de los principios que caracterizan nuestra manera de trabajar se refiere a la intensidad del estiramiento. Hablamos de un estiramiento suave, sostenido y consciente. A diferencia de otras técnicas, me gusta resaltar «que se trata más de permitir que de forzar». Esto requiere de una actitud interior por nuestra parte, un estado de atención y escucha que permita aquellos pequeños cambios que nuestro cuerpo está necesitando.

Es importante respetar los propios límites. Esto significa que al hacer los ejercicios no debemos llegar a sentir demasiado dolor, ni sensación de desgarro o quemazón. De esta manera durante la práctica, nos hacemos responsables de nosotros mismos.

Como siempre, en el término medio está la virtud; tampoco nos servirá un estiramiento insuficiente.

El estiramiento debe ser sostenible durante cierto tiempo. Podemos mantener las posiciones entre uno y tres minutos; hay algunas que tienen una evolución y en su desarrollo podemos ocuparnos diez o quince minutos aproximadamente. De cualquier modo el tiempo que permanezcamos en cada práctica será relativo a la persona y al momento. Por esta razón durante las clases invito al alumno a que mantenga la posición hasta cuando sea suficiente para él. También según el tipo de práctica podemos sugerir más o menos tiempo.

Me gusta plantear la práctica como un diálogo corporal, como una «negociación» con nuestros tejidos. Un diálogo sensible y respetuoso que se lleva a cabo mediante nuestras propias sensaciones.

Te sugiero que tomes cada práctica como un experimento; estando abierto/a a los pequeños cambios corporales, trata de identificarlos y hacerlos conscientes.

Cuando hay tensiones importantes es necesario insistir en esta idea de «negociar con el cuerpo», porque tal vez si nos exigimos demasiado podemos llegar a causar molestias, o no obtener la respuesta esperada.

La actitud de respeto al cuerpo debe permanecer siempre en la base y al mismo tiempo estar dispuestos a abandonar viejos esquemas que con frecuencia alimentan nuestra propia rigidez.

Durante las prácticas, tan importante es realizar el ejercicio de manera precisa y adecuada, como tratar de mantener nuestra mente abierta y libre. Esta es la manera con la que podemos esperar una respuesta generosa por parte de nuestro organismo. Presencia, atención y calma son algunas de las premisas en las que nos apoyamos para que el trabajo no tenga exclusivamente una dimensión estructural, sino que se convierta en una vivencia completa para la persona que aborda estas prácticas.

Realizamos las posiciones de estiramiento preferentemente en descarga para proteger los discos intervertebrales. Su misión principal es la de amortiguar el impacto de las cargas, tanto a nivel estático como en el movimiento. Son como almohadillas que se encuentran superpuestas a modo de sandwich entre vértebra y vértebra. Por su constitución, el disco intervertebral es un amortiguador fibro-hidráulico, posee una serie de anillos concéntricos de fibro-cartílago que en su interior contienen un núcleo central gelatinoso.

Al finalizar la etapa de crecimiento el disco deja de estar vascularizado, esto quiere decir que el aporte sanguíneo que recibe es muy pobre y sus posibilidades de regeneración estarán muy limitadas.

La eficacia de este sistema de amortiguación es mayor cuando el reparto de las cargas es equilibrado en toda la superficie del disco. Las presiones desigualmente repartidas producen un pellizcamiento de los mismos y esto puede favorecer la aparición de ciertas lesiones. La más conocida es la hernia discal.

Con el paso del tiempo el disco va perdiendo su hidratación y en este proceso influye mucho el tipo de circunstancias que a nivel mecánico vaya experimentando. Todos sabemos que para cargar y transportar objetos pesados es conveniente mantener la columna vertebral alineada. También sabemos que no es saludable para los discos intervertebrales dormir sobre una superficie que esté hundida, donde nuestra columna no permanezca alineada.

Del mismo modo, pueden darse circunstancias semejantes para el disco intervertebral en algunos tipos de ejercicios. El mayor riesgo se encuentra al realizar posiciones o movimientos de máxima amplitud en carga. En este caso se produce un desplazamiento lateral del núcleo y un gran aumento de la presión en determinados puntos del disco.

En realidad no podemos evitar que para llevar a cabo ciertos estiramientos tengamos que utilizar posiciones de «máxima» amplitud, por esta razón trabajamos en descarga.

Permanecemos «en carga» cuando estamos de pie y cada una de las masas corporales se apoya sobre la inferior y todas ellas en el suelo.

Estamos «en descarga» cuando cada una de las partes de nuestro cuerpo se apoya directamente en el suelo.

Estando en carga, la base de sustentación son nuestros pies y al estar en descarga, la superficie total de nuestro cuerpo se convierte en esta base. Al estar en descarga las posiciones de «máxima amplitud» que podamos realizar producirán una mínima presión sobre los discos intervertebrales.

También estando en carga, si realizamos movimientos de máxima amplitud podemos encontrar la manera de llegar a estar en descarga. Esto es lo que Blandine Calais «Anatomía para el Movimiento» llama «convertir las grúas en puentes». Esta premisa resulta de gran utilidad tanto en el ejercicio físico como en la vida cotidiana.

A continuación te muestro algunos ejemplos:

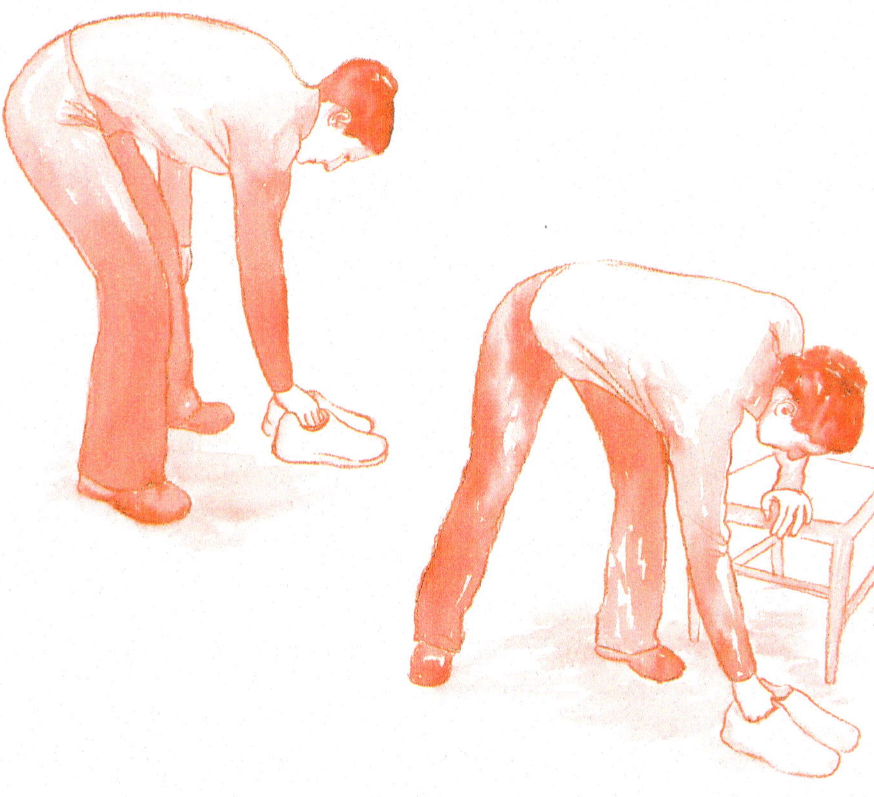

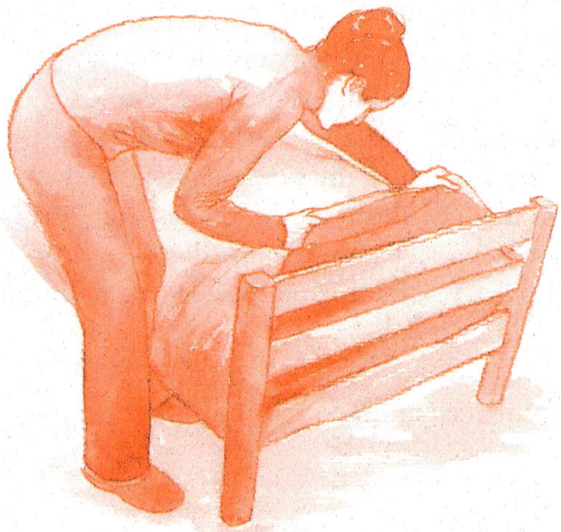

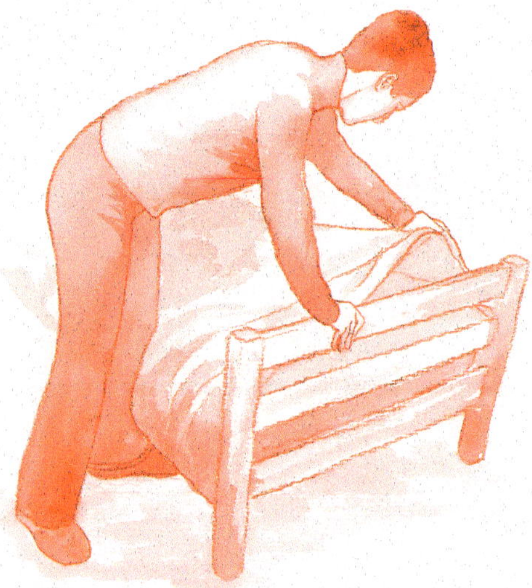

Evidentemente la repercusión de los movimientos de máxima amplitud en carga es relativa. Su riesgo es directamente proporcional a la amplitud del movimiento y a la carga que vayamos a desplazar. En este sentido hay que considerar el peso de las diferentes partes de nuestro cuerpo, el tiempo que permanezcamos en cada posición y también si estamos trasladando una carga adicional.

Las prácticas que propongo están seleccionadas con especial cuidado para no perjudicar a la columna vertebral.

La Anatomía para el Movimiento nos brinda la oportunidad de seleccionar los ejercicios que menos impacto tienen sobre nuestro aparato locomotor.

CAPÍTULO 7

Recomendaciones para la práctica

En realidad, el estiramiento ideal es el que realiza un terapeuta experto con sus manos sobre el cuerpo de otra persona. Se da en condiciones ideales porque la persona permanece pasiva o receptiva y esto le permite, sin ningún esfuerzo por su parte, asimilar totalmente los beneficios de esta técnica. Hay una fuerza externa, la del terapeuta, que realiza el trabajo.

En la práctica de Estiramientos de Cadenas Musculares, utilizamos toda una serie de consignas, ciertos materiales y recursos que nos acercan a esas condiciones de trabajo donde la respuesta del cuerpo se vea facilitada.

Nos servimos de tres tipos de fuerza para realizar los estiramientos. A veces es la fuerza de la gravedad, otras veces son nuestras propias manos y en otras ocasiones son los músculos antagonistas de aquellos que queremos estirar. Sabemos que nuestros músculos funcionan en forma de agonistas y antagonistas. Los agonistas son los que realizan un determinado movimiento y los antagonistas los que llevan a cabo el movimiento contrario.

Especialmente cuando utilizamos nuestro propio esfuerzo, con las manos o con los músculos antagonistas, debemos ser especialmente cuidadosos para no crear tensiones innecesarias o una hipertonicidad no deseada, que causaría una sobrecarga muscular y articular.

En las prácticas que aquí propongo utilizamos algunas flechitas acompañando a los dibujos. Se trata de un pequeño esfuerzo en esta dirección, algo sutil. Una parte de nuestro cuerpo está activa, mientras que el resto permanece receptivo. Nunca esta intención de crecer o crear espacio debe producir crispación.

Como he dicho, las prácticas no se trasmiten por imitación, si no que se proponen a partir de consignas verbales. Por esta razón el lenguaje utilizado es muy importante. Por supuesto que no se trata aquí de imponer un lenguaje precisamente técnico, la intención es describir con claridad, ayudar a sentir y acompañar al alumno para que pueda conectar consigo mismo experimentando con claridad y sin fugas de atención.

En las consignas y comentarios que acompañan a los dibujos de las prácticas me he dejado llevar también por este criterio. Utilizo expresiones que a lo largo de los años he visto que llegan a los alumnos. A veces son expresiones que se refieren a lo mismo, pero que utilizo simultáneamente para tratar de llegar a todos los miembros del grupo; he comprobado que a cada uno se llega de una manera, que cada uno reaccionamos frente a expresiones diferentes, aunque esencialmente se refieran a lo mismo.

Para evitar compensaciones también es importante el orden en que realizamos las consignas con las que finalmente construimos cada ejercicio. En este sentido, la recomendación es la de seguir paso a paso las orientaciones que encontrarás junto a cada práctica. Verás que en cada caso hay una manera o un trazado para llegar a ellas, debes respetarlo para no correr riesgos.

Veamos un ejemplo: a la hora de estirar los músculos de la cara anterior del muslo (el cuádriceps), no es lo mismo hacer una flexión máxima de rodilla y luego intentar colocar la pelvis en retroversión que hacerlo en sentido contrario. Al hacer una flexión máxima de rodilla estamos arrastrando a la pelvis en anteversión y por consiguiente aumentando la curva lumbar. Mientras que si colocamos primero la pelvis en retroversión y luego hacemos una flexión de rodilla no estaremos produciendo una hiperlordosis lumbar. Veremos este ejercicio en primer lugar para que puedas comprenderlo mejor.

Otro de los elementos, que nos resulta de mucha utilidad para evitar compensaciones, es el hecho de llevar a cabo las prácticas preferentemente en relación con el plano del suelo o la pared. El contacto con ellos nos sirve de referencia y nos puede ayudar a verificar que nuestro cuerpo está bien alineado y conserva sus ejes.

La finalidad es evitar que las posibles compensaciones sean llevadas al extremo, la presencia del suelo o la pared siempre puede limitar en parte determinados gestos compensatorios. Cuando las prácticas se realizan de pie, es decir, en carga, es más probable que se produzcan desalineamientos, especialmente si el practicante no posee una suficiente consciencia corporal que le permita detectar los errores que se dan frecuentemente.

Trabajamos sobre un suelo con moqueta o alfombra porque resulta de gran utilidad. Un suelo antideslizante nos ayuda a mantener las posiciones con mínimo esfuerzo, evita en parte el retroceso elástico de nuestros músculos.

Las sesiones pueden durar entre veinte minutos y una hora aproximadamente. Mis alumnos vienen a practicar normalmente una sesión de una hora y media a la semana. En mi opinión es conveniente realizar una sesión más extensa para profundizar, antes que hacer varias de corta duración. En cualquier caso todo depende de la constitución y la necesidad de cada uno.

Si practicas algún deporte, no es recomendable realizar este tipo de sesiones más extensas antes de la competición o entrenamiento intenso. Puedes hacer algún estiramiento básico de menos tiempo dentro del precalentamiento. Sin embargo, es muy conveniente profundizar más en el estiramiento después del deporte, esto te ayudará a evitar que los músculos sometidos a estrés durante el ejercicio se vayan acortando con el paso del tiempo.

Verás que la respiración en cada práctica reaccionará de una manera distinta, tu única tarea consistirá en darte cuenta y «dejar que suceda». En algunas de ellas propondré un tipo de respiración determinada.

Si se da el caso, los ejercicios deben adaptarse a la condición física de cada uno, por mi parte describiré las adaptaciones más comunes que suelen presentarse.

Para practicar necesitarás ropa cómoda y un espacio donde no sientas frío.

Antes de empezar, daré algunas orientaciones con respecto a la pelvis que nos ayudarán a evitar compensaciones:

> De los movimientos que podemos realizar con ella, hay dos que nos interesan especialmente. Para poderlos identificar con claridad, tomaremos como referencia las espinas ilíacas antero-superiores.
> Para localizarlas coloca las manos en la cintura, ahí te encuentras sobre las crestas ilíacas, deslizándolas hacia delante, en la cara anterior encontraremos dos protuberancias óseas llamadas E.I.A.S. (Espinas Ilíacas Antero-Superiores).

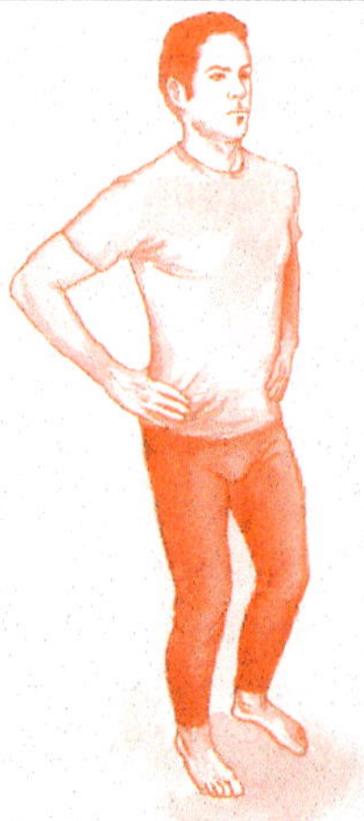

Cuando las E.I.A.S. se desplazan hacia delante, la pelvis se mueve en anteversión.
Cuando las E.I.A.S. se desplazan hacia atrás, la pelvis se mueve en retroversión.
La anteversión de la pelvis produce un aumento de la curva en la columna lumbar o hiperlordosis y la retroversión provoca a su vez una disminución de dicha curva o deslordosis.

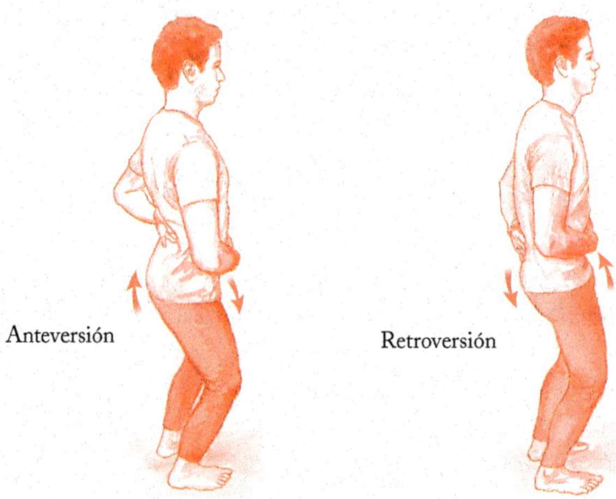

De pie, con las rodillas un poco flexionadas, te propongo que observes estos movimientos y que a la vez los palpes con tus propias manos, fíjate como repercuten cada uno de ellos sobre la columna lumbar.

También te sugiero que lo hagas en el suelo acostado/a sobre tu espalda con las piernas flexionadas, trata de identificar estos dos movimientos. El contacto con el suelo te ayudará a sentirlos mejor. Puedes hacerlos varias veces, te resultará más fácil si para ello incrementas suavemente la presión de la planta de los pies contra el suelo, de esta manera tu pelvis automáticamente se irá hacia la retroversión.

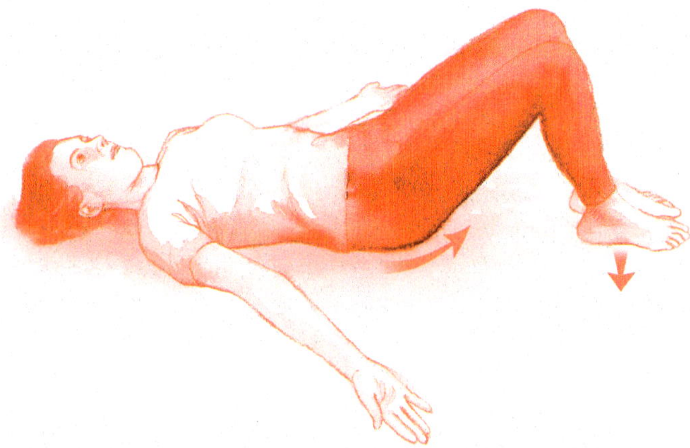

Otra compensación probable se produce habitualmente con relación a la colocación de la cabeza. Algunas veces, cuando la persona se acuesta boca arriba, la cabeza puede quedar con una tendencia a la extensión. Para que la cabeza permanezca bien colocada, la línea en la que se orienta la mirada debe quedar perpendicular con respecto al plano del suelo. De no ser así, podemos tomar la cabeza en nuestras manos y tratar de orientarla correctamente.

A este gesto acostumbramos a llamarle «hacer la nuca larga». Si después de reorientar la cabeza con las manos, aún la mirada no queda perpendicular al suelo, entonces colocaremos debajo algo que la pueda elevar un poco, como un taco de madera o un libro.

También hay otras compensaciones que se pueden presentar en los brazos o en las piernas. Para poder evitarlas hemos de introducir la noción de eje con respecto a los miembros superiores e inferiores. Con relación al brazo, su eje se establece con una línea imaginaria que relaciona las articulaciones del hombro, el codo, la muñeca y el tercer dedo.

Con relación al miembro inferior, su eje se establece como una línea imaginaria que relaciona las articulaciones de la cadera, la rodilla, el tobillo y el segundo dedo del pie.

Más adelante, a propósito de ciertos ejercicios volveremos a este tema en la práctica.

SUGERENCIAS PARA ELABORAR LAS SESIONES

Para elaborar tus sesiones, debes tomar el conjunto de prácticas que aquí propongo como un vocabulario con el que podrás construir frases muy variadas. Igual que las palabras tienen su significado, cada práctica es diferente. Hay unas que son más genéricas, y otras que son más concretas, más intensas o más suaves, más globales o más específicas.

En cada sesión se trata de combinar prácticas que posean rasgos diferentes, es conveniente que sea variada y que trabajes en diferentes partes del cuerpo. Experimentando pronto descubrirás cuales son tus principales necesidades.

Cada práctica puede tener el siguiente desarrollo: una primera fase en la que tomar contacto e identificar la región que estamos trabajando. Una segunda para reconocer dónde están nuestros límites; aquí conviene recordad que no debemos llegar a sentir demasiado dolor, ni sensación de desgarro, ni quemazón. Para finalizar podemos llegar a una tercera fase donde tratamos de progresar si es posible y sin perder el contacto con nuestros límites.

Verás que algunas prácticas presentan distintas opciones o variantes sobre una posición de base. Te recomiendo no llevarlas a cabo todas en la misma sesión, es aconsejable ir experimentándolas poco a poco y por separado. Te darás cuenta de que hay múltiples combinaciones.

He huido de elaborar «tablas» o series de ejercicios, prefiero invitarte a la creatividad. Cuando imparto una sesión, procuro adaptar las prácticas a las personas que forman el grupo y a ese momento. Aún así, en el apartado final hago alguna propuesta de posibles combinaciones, tómalo sólo como una referencia.

Durante las sesiones es conveniente que de vez en cuando tomes un poco de tiempo para moverte libre y espontáneamente.

Al finalizar es muy importante que no te incorpores deprisa, hazlo muy despacio y cuando estés de pie toma un tiempo para identificar los pequeños cambios. Trata de darte cuenta de cómo se organiza tu cuerpo ahora en el espacio. Después puedes caminar conscientemente unos instantes, observando el movimiento.

SEGUNDA PARTE

DESCRIPCIÓN DE LAS PRÁCTICAS

Algunas referencias anatómicas

Esta es la localización de algunas partes de nuestro cuerpo, haré mención de ellas durante la descripción de las prácticas.

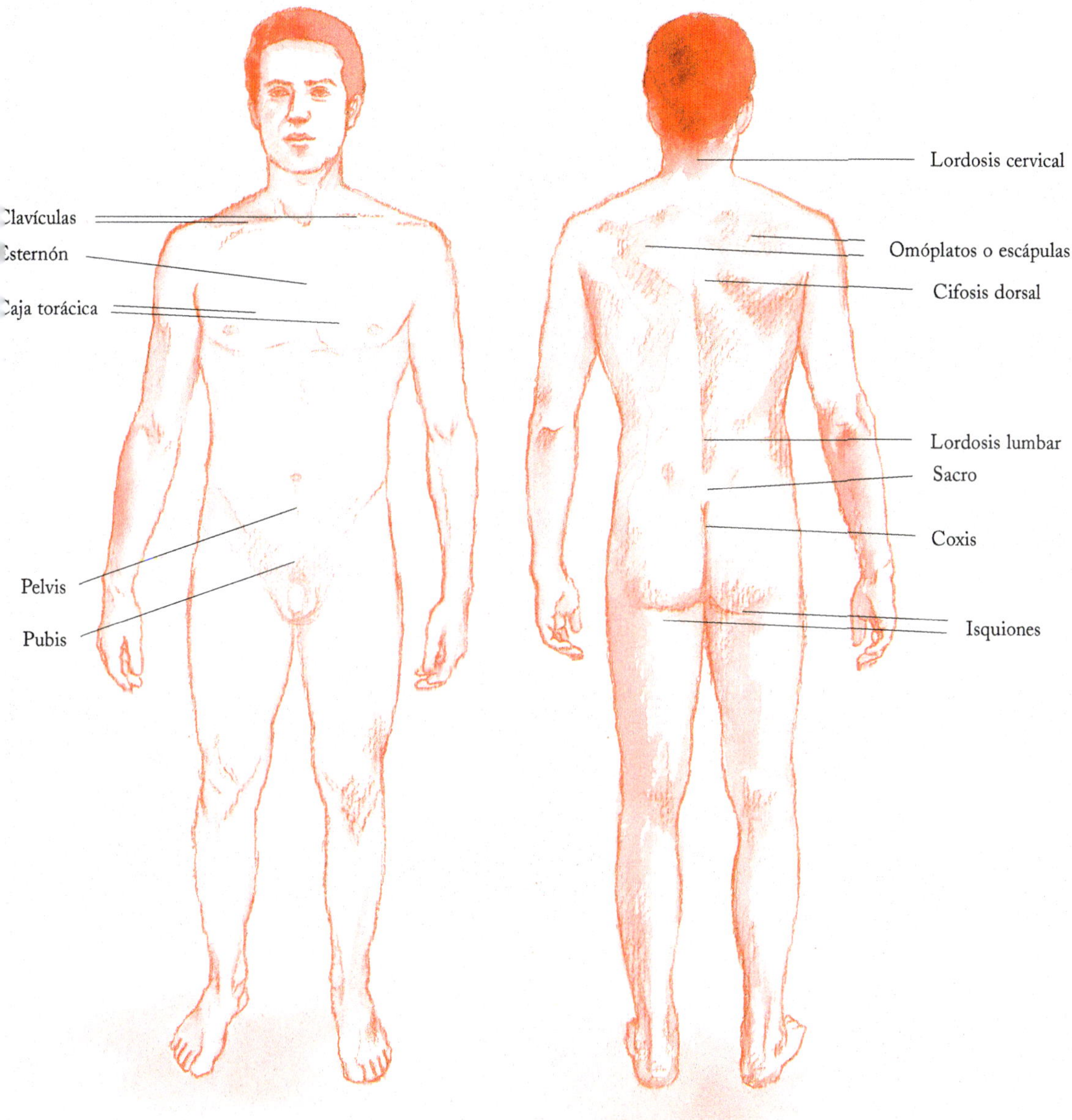

Práctica 1

Para el estiramiento de la cara anterior del muslo (cuádriceps) tendremos en cuenta las orientaciones que acabamos de dar con respecto a la pelvis.

Boca abajo, con la mano toma el pie del mismo lado y antes de acercar el talón hacia la nalga debes hacer una retroversión de la pelvis, como queriendo acercar las ingles o el pubis hacia el suelo. Seguidamente puedes aproximar el pie hacia la nalga hasta encontrar el estiramiento justo. La cabeza está girada hacia el lado contrario que estas trabajando y el otro brazo permanece semiflexionado por delante de la cara.

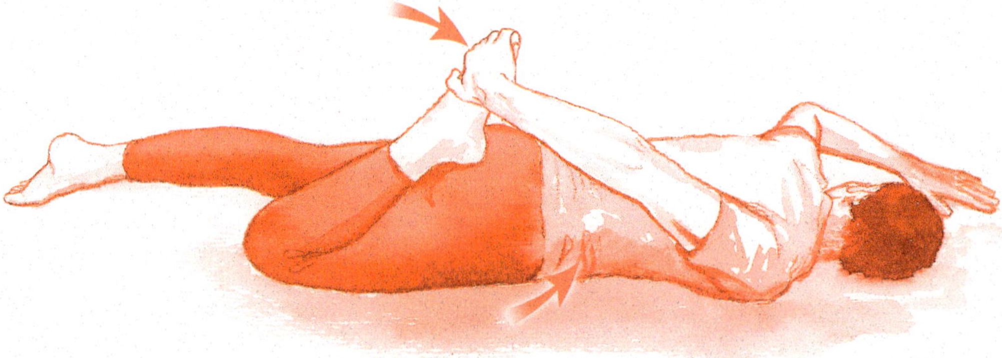

Práctica 2

En esta práctica queremos estirar toda «la costura del traje», el costado. Estando boca abajo, despliega un brazo al lado de la cabeza y desplaza las piernas hacia el lado contrario del brazo que has estirado, como si quisieras hacer una media luna. Se trata de «crear espacio» entre la mano y el pie del mismo lado. Enseguida podrás observar la importancia de la respiración en esta práctica; sin forzar nada, deja que se vaya haciendo más presente en ese lado.

Cuando encuentres que es suficiente para ti, cambia suavemente al otro lado.

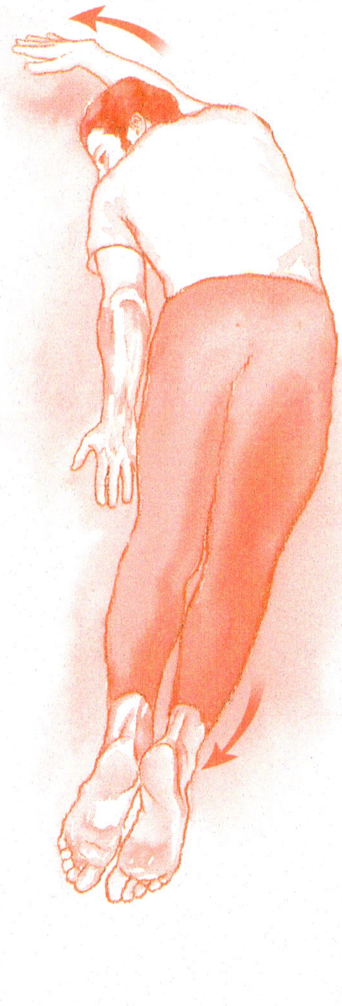

Práctica 3

Colócate a «cuatro patas» como posición de partida y a la vez que deslizas las manos en el suelo hacia delante siéntate hacia los pies.

En esta posición es conveniente que separes un poco las rodillas y aproximes los pies para no limitar la respiración en el abdomen.

Deja que el peso de la cabeza caiga hacia el suelo e incluso pueda descansar en él. Es importante evitar toda tensión en la nuca.

Trata de crecer en los brazos, y en las manos como buscando prolongar suavemente el estiramiento hasta los dedos. Es como si quisieras «sacar las uñas». Para esta posición es interesante observar como se desperezan los gatos, ellos siempre que estiran el lomo, llegan hasta sacar las uñas.

También es una posición que nos permite experimentar claramente la vinculación entre los brazos y la espalda.

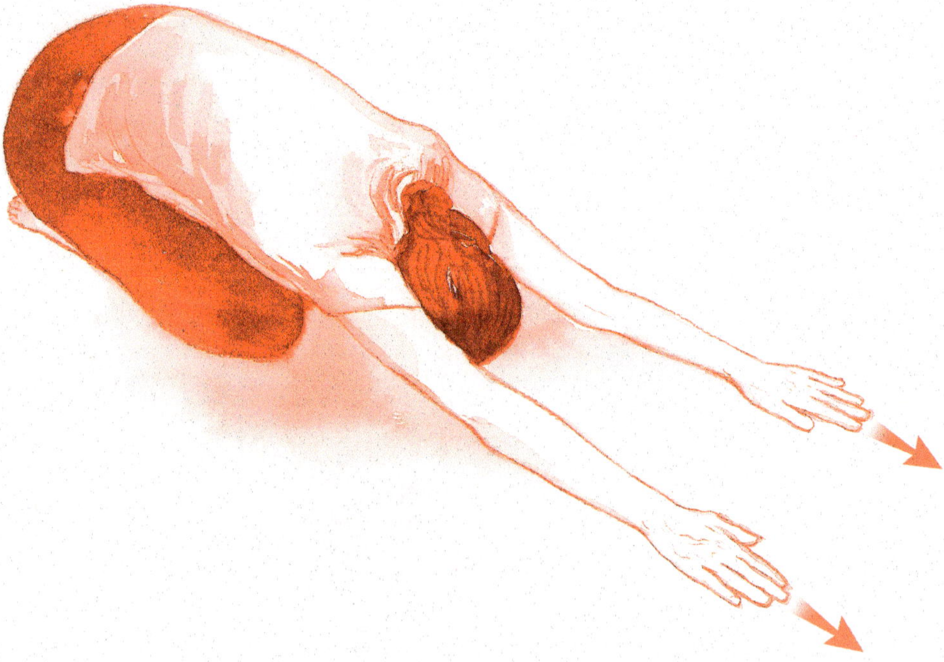

Práctica 4

Esta posición puedes realizarla como una variante dentro de la práctica anterior o tomarla desde un principio de esta manera.

Flexiona uno de los brazos y desplaza el tronco y el brazo que permanece estirado, un poco hacia el lado contrario. Aprovéchate especialmente aquí de la adherencia que te brinda la moqueta. Puedes apoyar la frente sobre el dorso de la otra mano. Es fácil que sientas como la respiración se hace presente en el costado y se abren los espacios intercostales. Realízala por el otro lado cuando veas que es suficiente para ti.

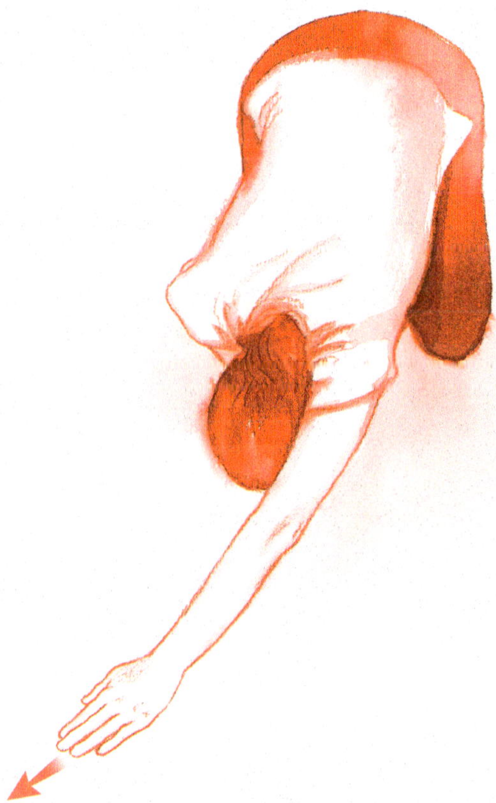

Práctica 5

Esta practica puedes realizarla en dos fases: en primer lugar, con las manos entrelazadas por detrás del muslo acércalo hacia el tronco. Después de unos momentos, también tienes la posibilidad de extender la pierna conservando el talón alineado con la cadera. Al mismo tiempo estira del pie hacia ti.

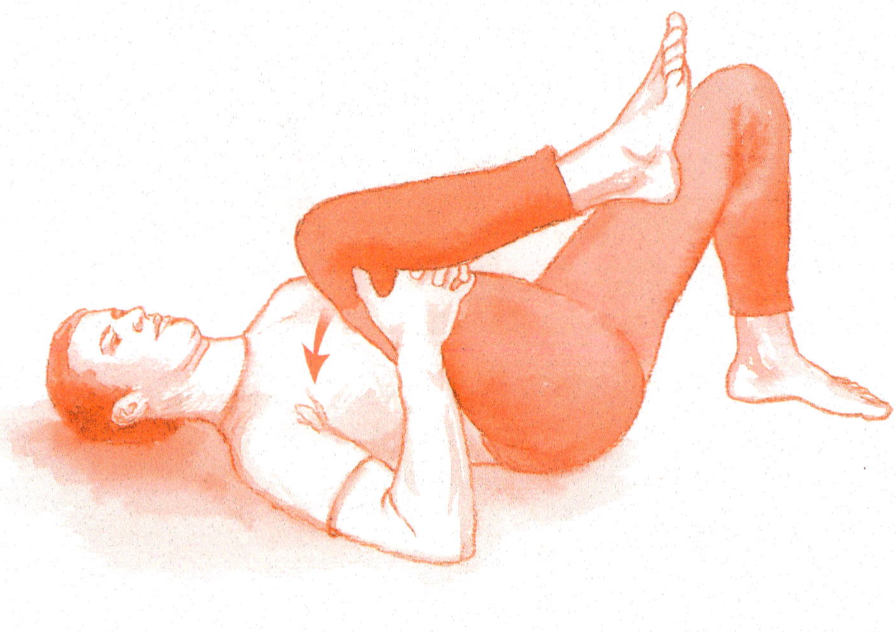

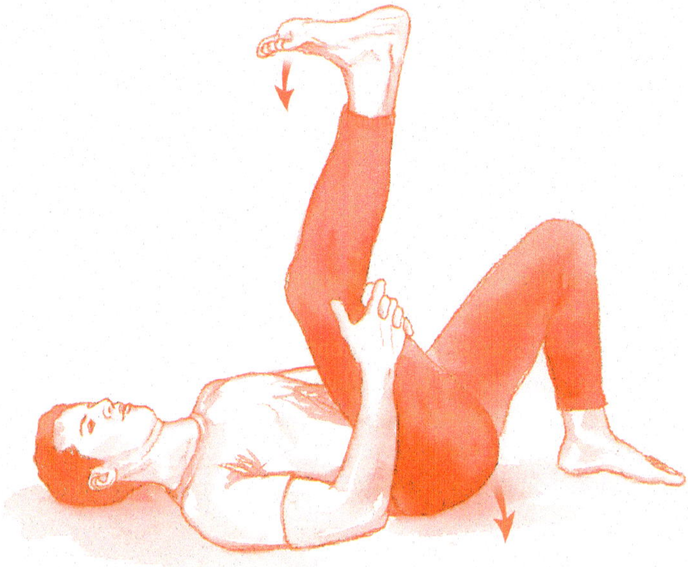

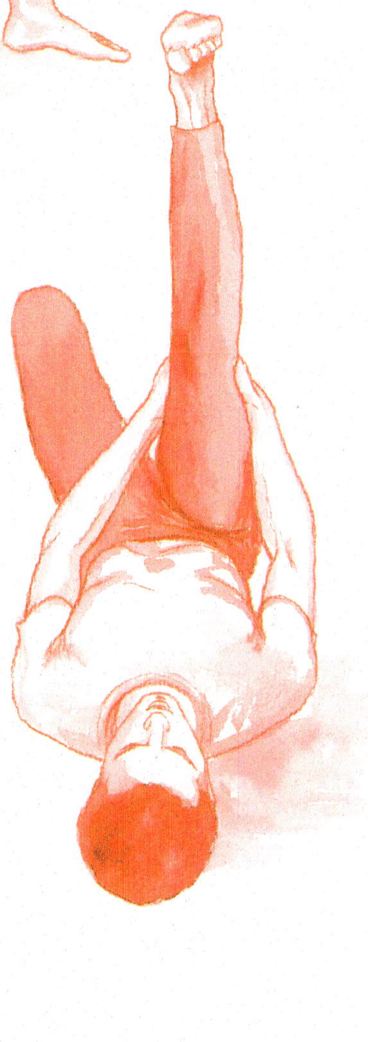

En esta practica es muy importante que mantengas la pierna en su eje, una línea imaginaria que pasa por la articulación de la cadera, el centro de la rodilla y el segundo dedo del pie.

Práctica 6

Material: para esta práctica necesitas una cinta, un cinturón, o también puedes utilizar una banda de látex.

Con la espalda en el suelo y una pierna flexionada, pasa la cinta por el antepié y toma con las manos de ambos lados.

Al estirar de ella debes buscar el alineamiento del talón y la cadera, aunque para ello tengas que mantener la rodilla algo flexionada.

Puedes llevar ligeramente el isquion hacia el suelo o también, tienes la opción de extender suavemente la otra pierna.

Como en la práctica anterior, debes tratar de mantener la pierna en su eje.

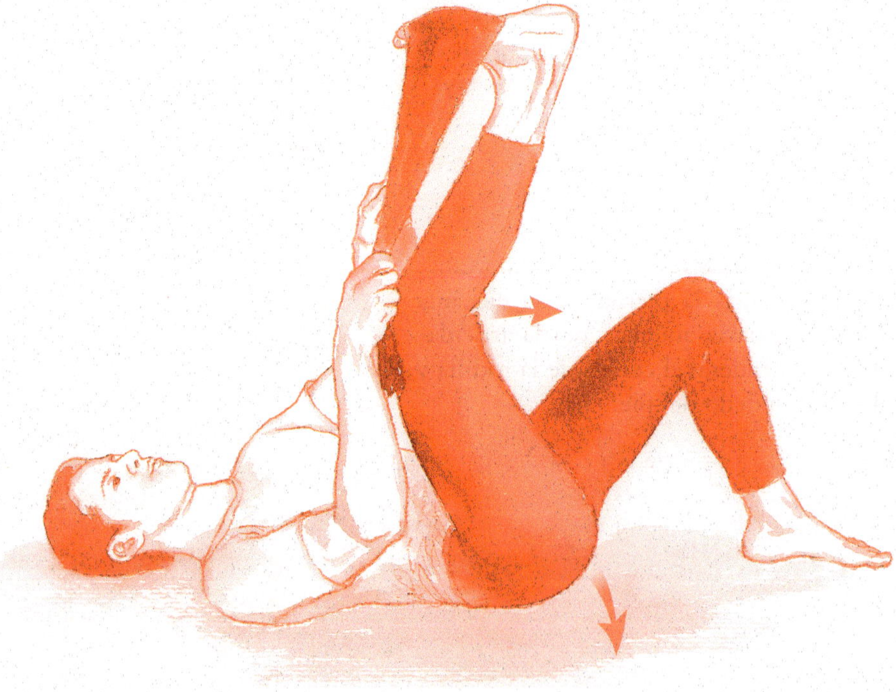

Práctica 7

En esta ocasión, con las manos, trata de aproximar simultáneamente las rodillas y la cabeza. Es importante que no haya tensión en el cuello, el brazo sirve de soporte para la cabeza, mientras que la mano suavemente alarga la nuca. Te darás cuenta de que la respiración se hace más presente en la espalda. El movimiento respiratorio se convierte en una especie de auto masaje para la columna vertebral.

Cuando hayas terminado, puedes regresar la espalda al suelo y observar como percibes entonces el contacto con él.

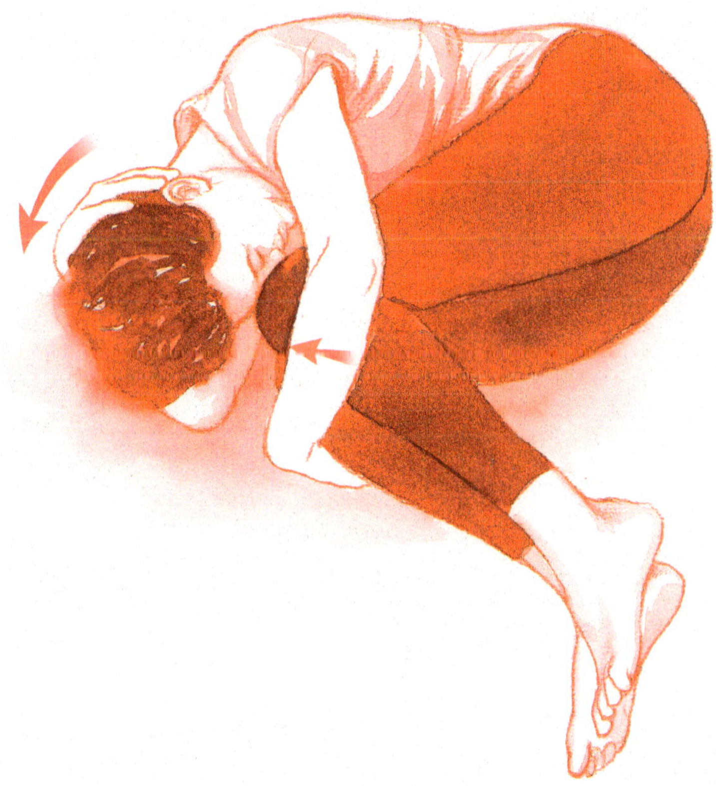

Práctica 8

Para esta práctica necesitas un tubo de unos nueve centímetros de diámetro. Puedes cubrirlo con una toalla doblada varias veces para que no te resulte molesto

Con la espalda en el suelo y las piernas flexionadas, coloca el tubo debajo del sacro. Seguidamente acerca con las manos una rodilla hacia el pecho y a continuación extiende la otra pierna, prolongando el estiramiento suavemente hasta el pie, como si quisieras «sacar los dedos por el calcetín».

Permanece en esta posición unos momentos.

Para cambiar de pierna, recoge primero aquella que está estirada, resbalando el pie en el suelo; lleva el otro pie también al suelo y para trabajar el otro lado sigue las consignas iniciales.

Al terminar, retira el tubo y estira las piernas, observa como es entonces el contacto con el suelo.

Como tomar la posición

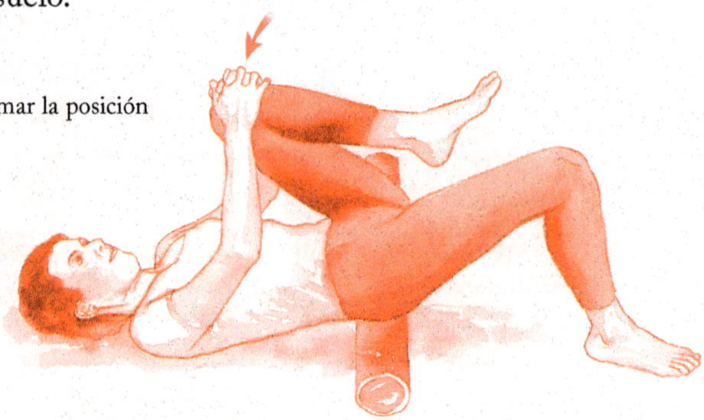

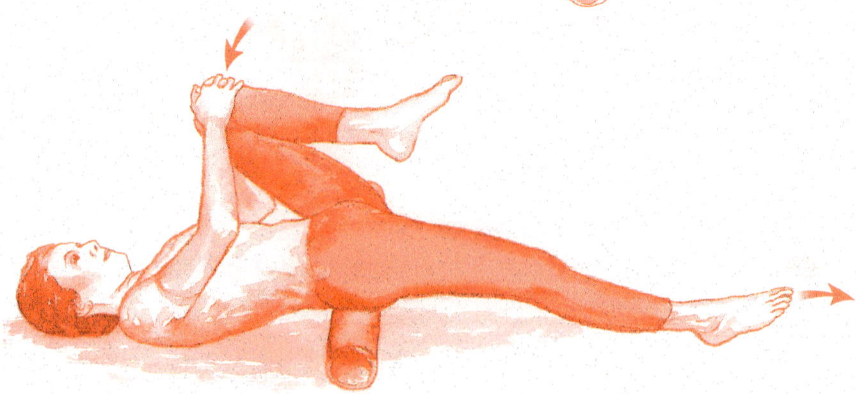

Práctica 9

Boca arriba con las piernas flexionadas, déjalas caer hacía un lado, mientras los brazos y la cabeza giran en sentido contrario. Observa como sencillamente se trata de dejarse llevar por la fuerza de la gravedad. Fíjate también como se coloca tu columna vertebral durante esta posición y como se adapta tu respiración a ella.

Cuando decidas cambiar de lado, hazlo conservando la conciencia del movimiento.

Durante esta práctica puedes realizar una variante, tomando el codo con la mano estira suavemente para localizar un poco más el trabajo en la zona de la escápula.

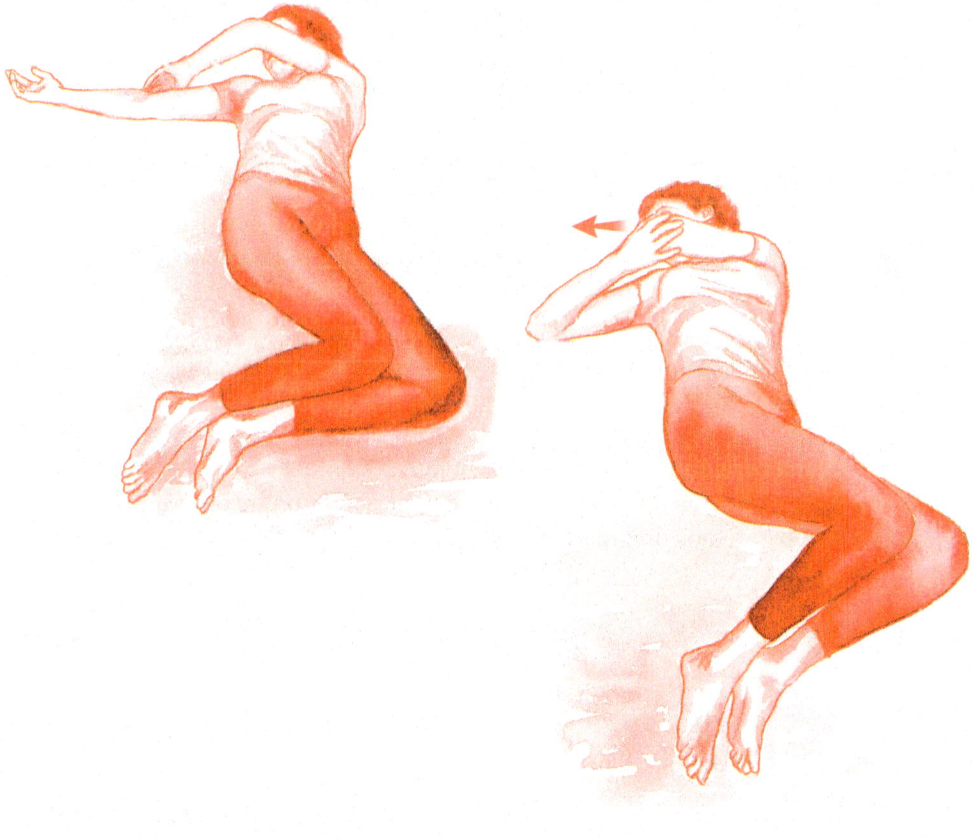

Práctica 10

Esta práctica que llamamos «**bombeo de los discos intervertebrales**» tiene múltiples beneficios para la columna vertebral. Blandine Calais le da este nombre por el efecto rehidratador que tiene sobre los discos. Consiste en un estiramiento longitudinal de la columna.

Con la espalda en el suelo y las piernas flexionadas, empieza por coger las rodillas y acercarlas hacia el pecho hasta sentir que el sacro resbala un poquito en el suelo. Cuidadosamente, para no arquear las lumbares, vuelve a llevar un pie al suelo, después el otro y permanece así con las piernas flexionadas.

A continuación, sin perder esta elongación que has logrado en la región sacro-lumbar, cruza los brazos sobre el tórax buscando las costillas bajas por detrás, para subirlas en dirección a la cabeza.

Ve desplazando las manos cada vez un poco más arriba, alternando lado a lado, como queriendo alargar el tórax sobre el suelo.

Por último, toma la cabeza en tus manos mientras el cuello permanece relajado. A la vez que la elevas un poquito, llévala más arriba de donde se hallaba inicialmente, como haciendo «la nuca larga».

Observarás que de esta manera hemos establecido una cierta distancia entre el sacro y el cráneo, que se mantendrá gracias a la adherencia del suelo.

Permanece en esta posición durante algunos minutos. Al terminar es mejor que no te levantes de frente; si deseas hacerlo, muy despacio gírate de lado y utiliza los brazos para incorporarte.

En alguna ocasión tomaremos «la posición de bombeo» como base para otras prácticas. También veremos una segunda fase o variante de la misma, en la que utilizaremos una toalla enrollada.

Como tomar la posición

1

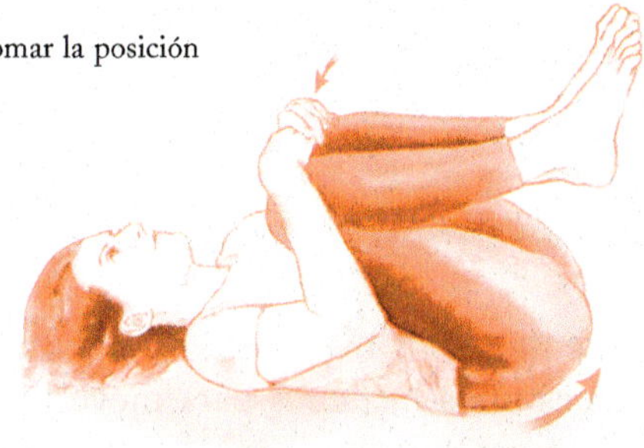

2

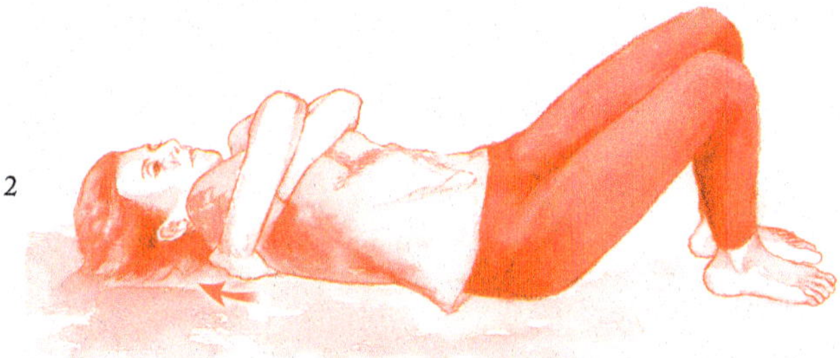

3

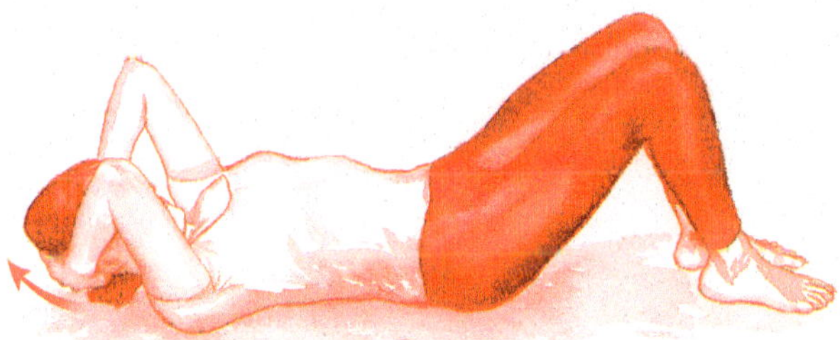

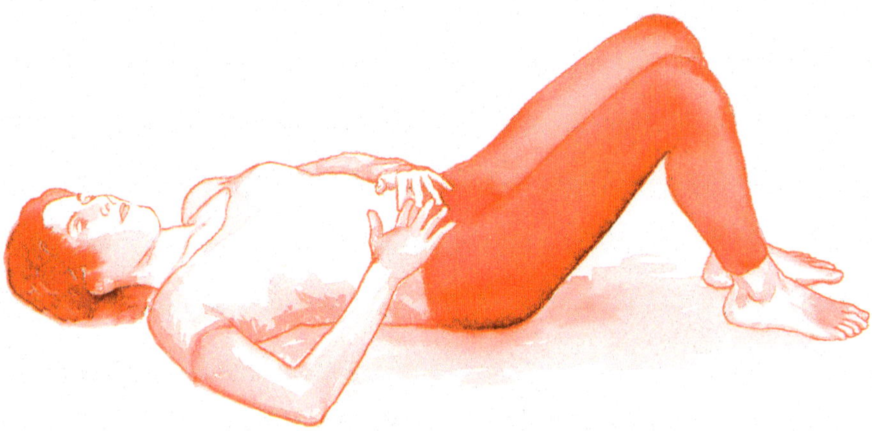

Moverse espontáneamente

Como he sugerido anteriormente, es conveniente que durante las sesiones, de vez en cuando dediques unos instantes para moverte libre y espontáneamente, desperezarte, bostezar y explorar aquellos movimientos que te apetezcan en ese momento.

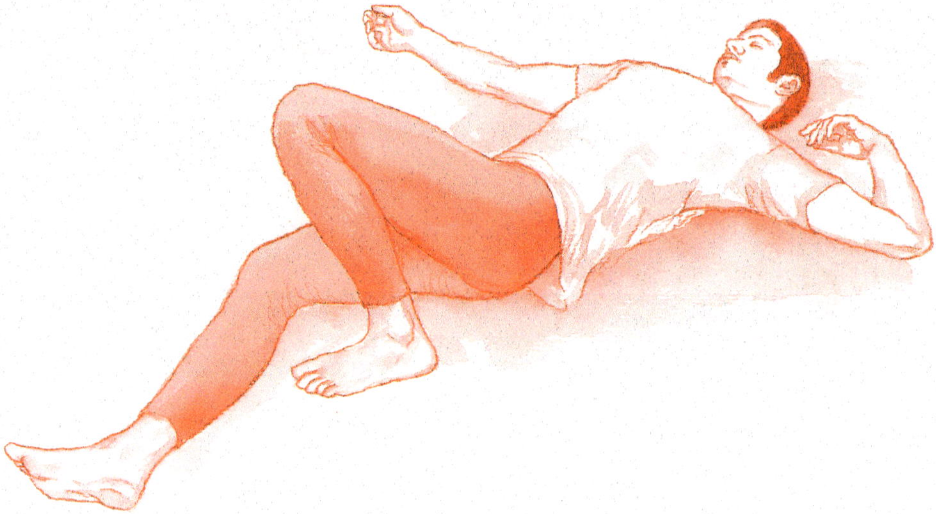

Como incorporarse

Siempre que vayas a incorporarte te recomiendo que flexiones las piernas y te gires de costado. Desde esta posición, apoya las manos en el suelo y utiliza los brazos para elevar suavemente el peso del tronco. Esta es una manera de reducir el impacto sobre la columna lumbar.

Igualmente cuando vayas a estirarte en el suelo es conveniente que sigas el mismo recorrido pero en sentido contrario.

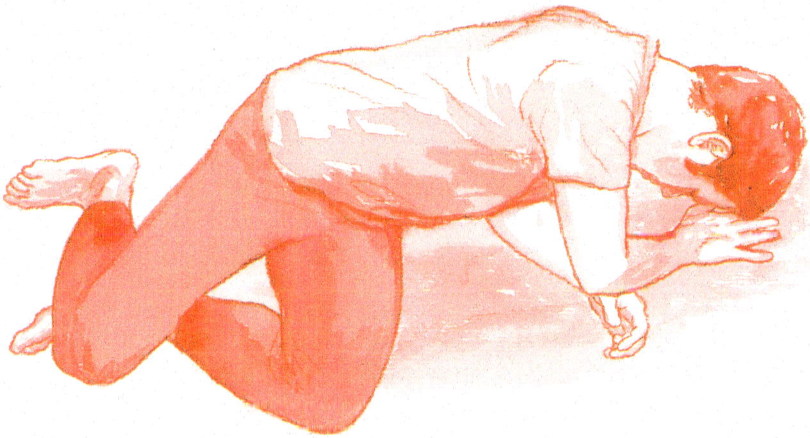

Práctica 11

Aquí nos encontramos frente a una posición poco habitual para nosotros los occidentales y muy familiar en otras culturas. Lo cierto es que siendo niños la hemos tenido bien integrada, pero más tarde parece que haya quedado «descatalogada».

Es evidente que si conserváramos la costumbre de sentarnos de esta manera en algunas ocasiones, sería más saludable para nuestras caderas y nuestra columna lumbar saldría directamente beneficiada.

Como puedes ver, tienes la posibilidad de realizar una posición preparatoria, en la que con el brazo tratamos de abrir suavemente un poco la cadera, por un lado y también por otro.

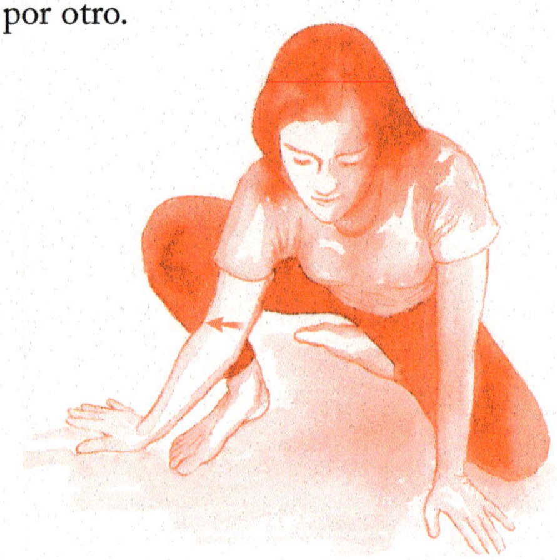

Seguidamente puedes intentar la posición completa, es posible que para ello necesites hacer algunas adaptaciones:

Puedes apoyar los talones sobre un taco para conservar el equilibrio.

O también puedes apoyarte con las manos en el suelo, esto te permitiría levantar un poco los talones y así no perder el equilibrio.

Como opción puedes hacer un pequeño empuje con los brazos hacia las piernas. O puedes realizar también la siguiente variante:

Apoya las manos en la parte posterior de la cabeza y deja descansar su peso suavemente hacia delante, observaras como el estiramiento en tu columna se hace un poco más intenso.

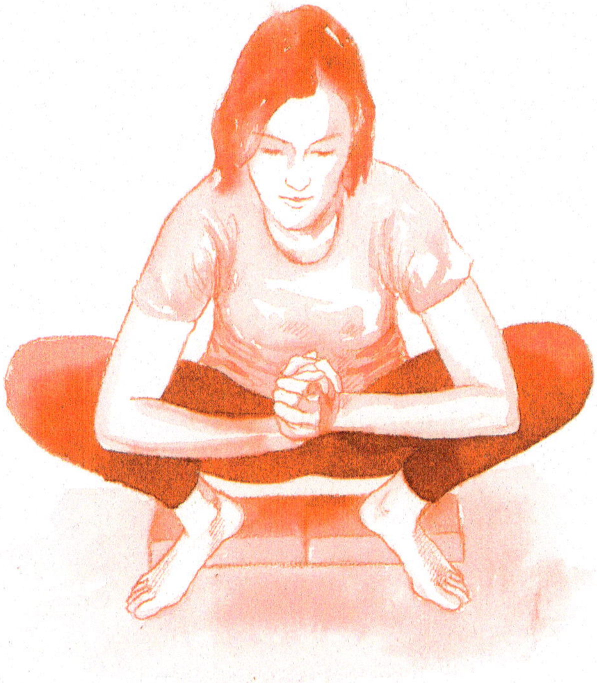

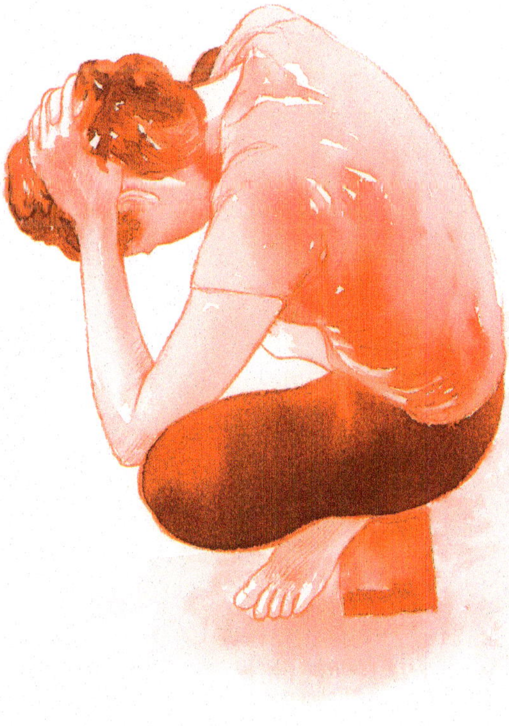

Práctica 12

Aquí tenemos la oportunidad de estirar el extremo de una de las cadenas que más frecuentemente utilizamos, corresponde a la cara interna del brazo y la palma de la mano. Para ello arrodíllate en el suelo y tras apoyar las manos en él a la altura de los hombros, gíralas en rotación externa de manera que los dedos queden mirando hacia las rodillas. Si el estiramiento es muy intenso, desplaza un poco el tronco hacia delante para atenuarlo. Si te desplazas hacia atrás, más intenso lo sentirás.

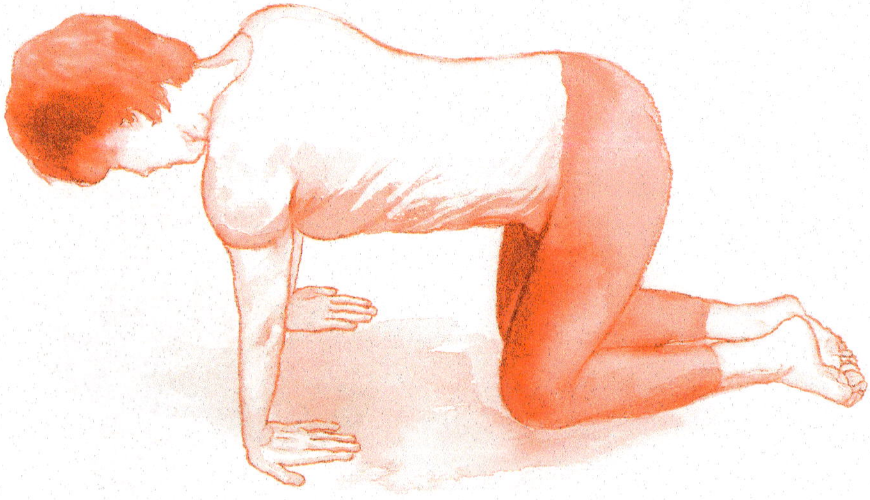

Práctica 13

Puedes aprovechar esta posición para estirar también en la planta de los pies. Apoya las yemas de los dedos en el suelo, mientras dejas caer suavemente el peso de tu cuerpo hacia los pies. En una primera fase, si mantienes los talones juntos sentirás que el estiramiento se localiza preferentemente en el primero y segundo dedo, mientras que si llegas a separar los talones se localizará en los restantes.

Puedes hacer que el estiramiento trascienda a toda la planta del pie, para ello puede servirte un ligero empuje de las manos contra el suelo.

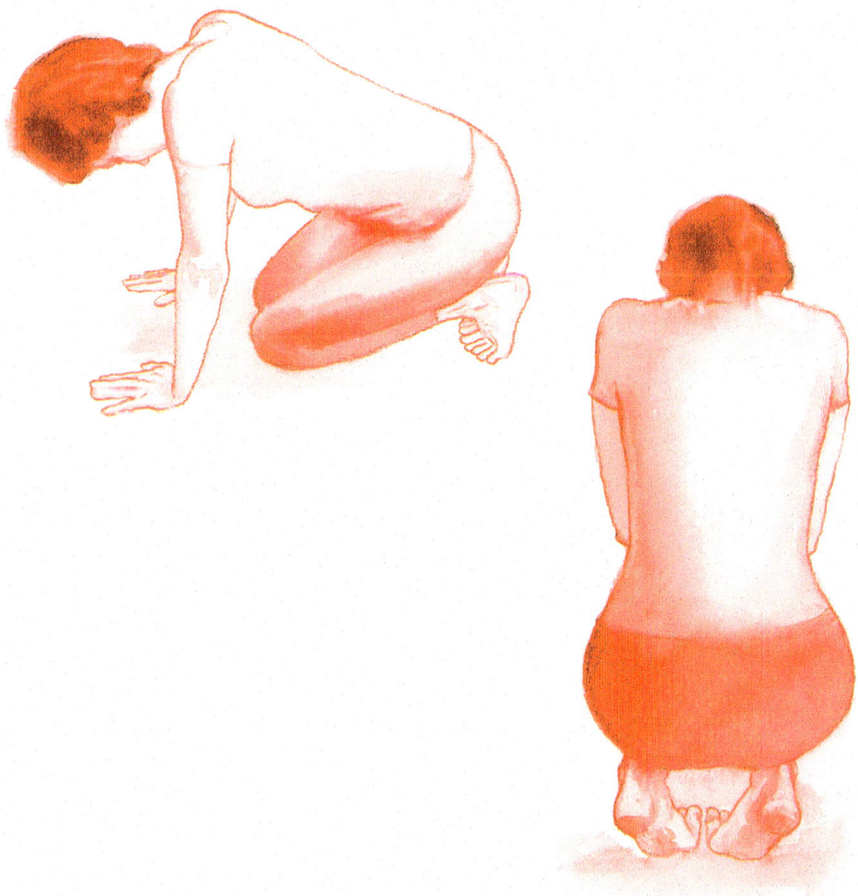

Práctica 14

Material: necesitas un bastón de aproximadamente un metro con dos tacos de goma en los extremos.

Posición de partida: con las dos piernas flexionadas extiendes el brazo hacia arriba y hacia el lado (en diagonal). Con las dos manos toma los extremos del bastón que permanece cruzado por mitad del tórax.

Seguidamente realiza un ligero empuje con la mano que esta abajo, mientras que el brazo desplegado permanece receptivo.

A continuación deja caer suavemente las dos piernas hacia el lado contrario y procura durante toda la práctica prolongar la exhalación haciendo que desciendan las costillas.

Como puedes observar, el brazo puede adoptar diferentes orientaciones y de esta manera abordar todas las fibras del pectoral mayor.

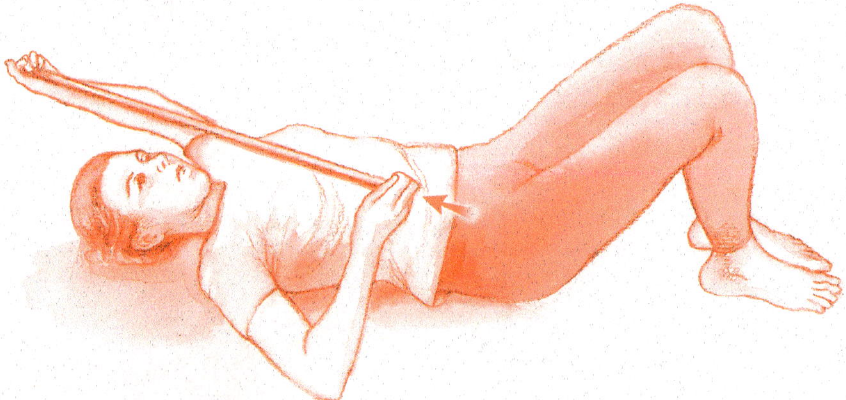

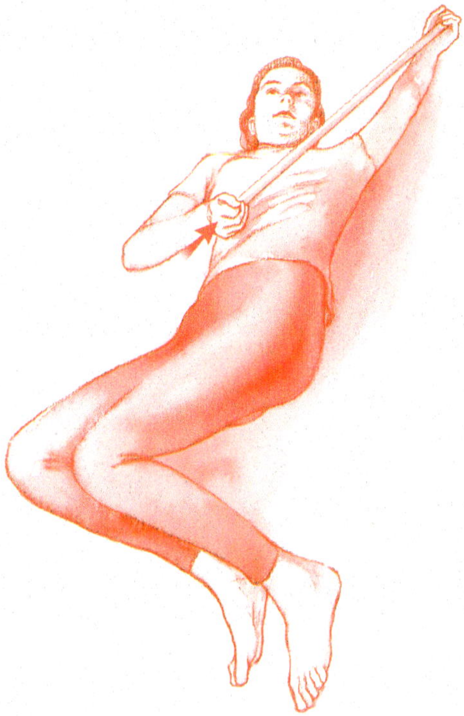

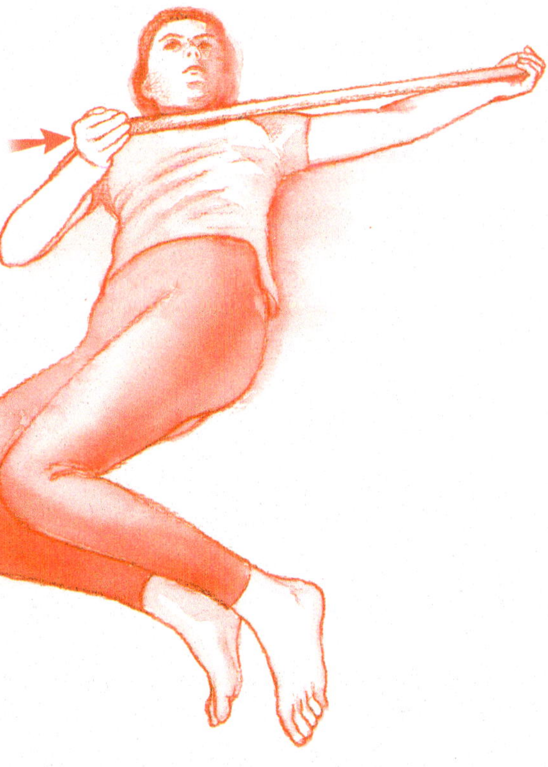

Práctica 15

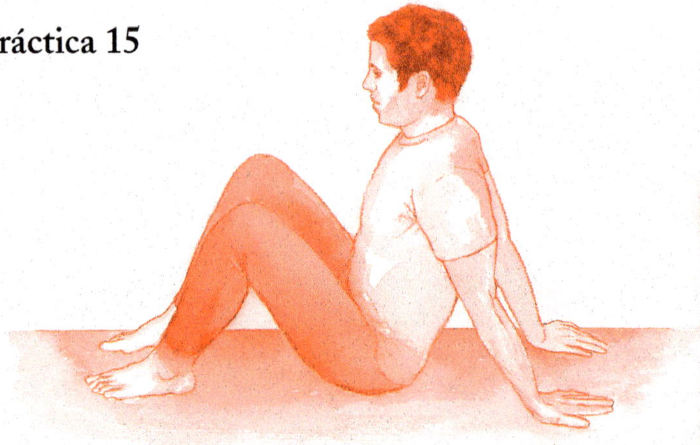

Cómo tomar la posición: sentado/a junto a la pared, las piernas están flexionadas y las manos se apoyan por detrás en el suelo. Seguidamente, al mismo tiempo que llevas la espalda al suelo, las piernas se apoyan en la pared, de manera que el tronco quede alineado y perpendicular a ella.

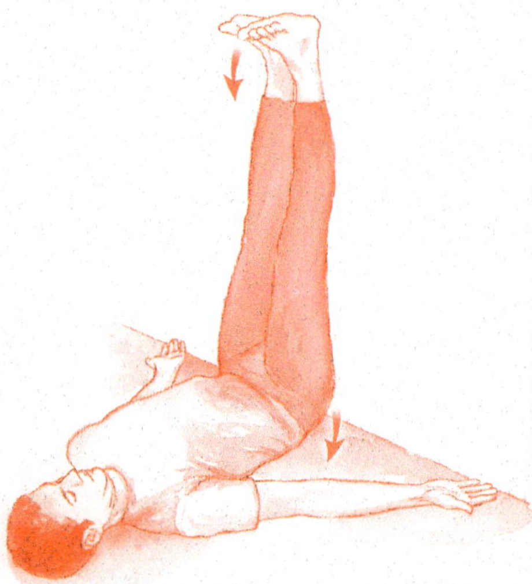

A continuación ajustaremos otros detalles:

Toma la cabeza en tus manos y desplázala un poquito, como queriendo hacer «la nuca larga».

Seguidamente, estira un poco de los pies hacia ti, al mismo tiempo que tratas de mantener las dos plantas en el mismo plano.

A la vez, por unos instantes trata de dirigir suavemente los isquiones hacia el suelo, todo ello vigilando que las rodillas no se salgan de su eje.

Tras realizar estos ajustes podrás comprobar si la distancia a la que te encuentras de la pared es adecuada. La idea es que cada cual se acerque todo lo que pueda, sin que estire demasiado y sin que el sacro se despegue del suelo.

Permanece unos minutos en esta posición, expulsando el aire por la boca, sin acelerar el ritmo de la respiración, como prolongando un suspiro, haciendo descender las costillas. En este caso los brazos descansan en el suelo, próximos al cuerpo.

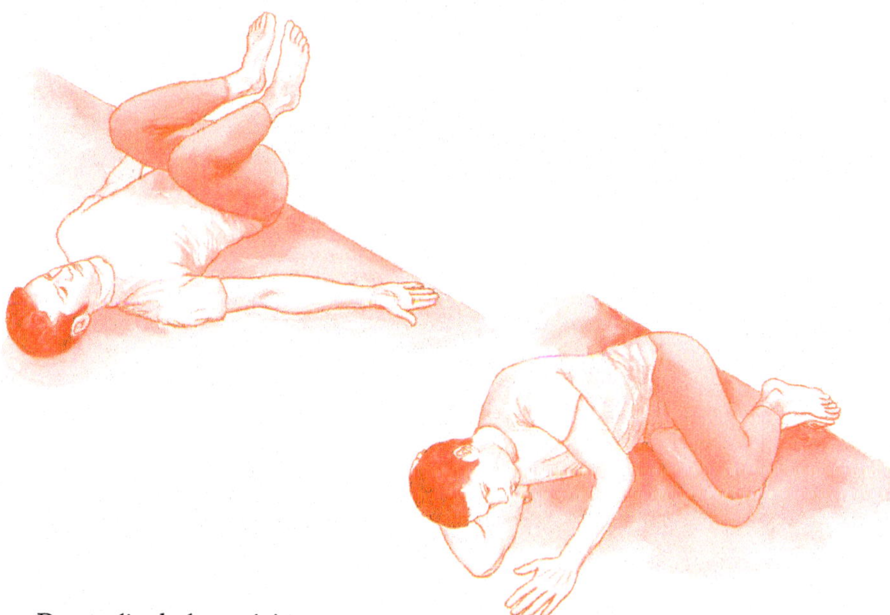

Para salir de la posición:

En primer lugar flexiona las piernas y descansa unos instantes de esta manera.

A continuación gírate de lado con mucho cuidado y separándote de la pared descansa también ahí unos instantes.

Después reanuda el movimiento conscientemente, puedes aprovechar para bostezar y desperezarte tranquilamente.

A continuación veremos algunas opciones que puedes sumarle a la práctica anterior:

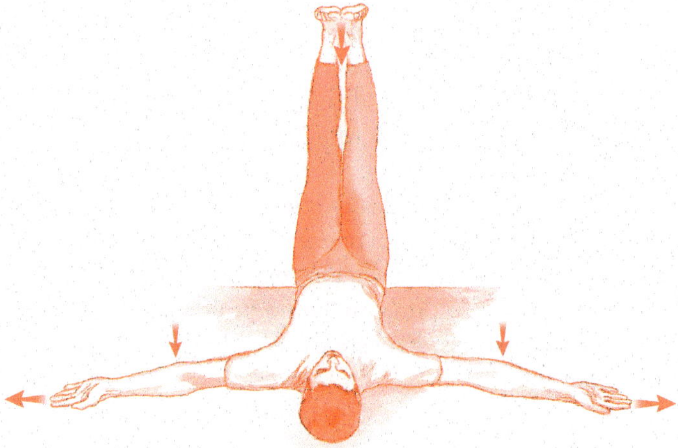

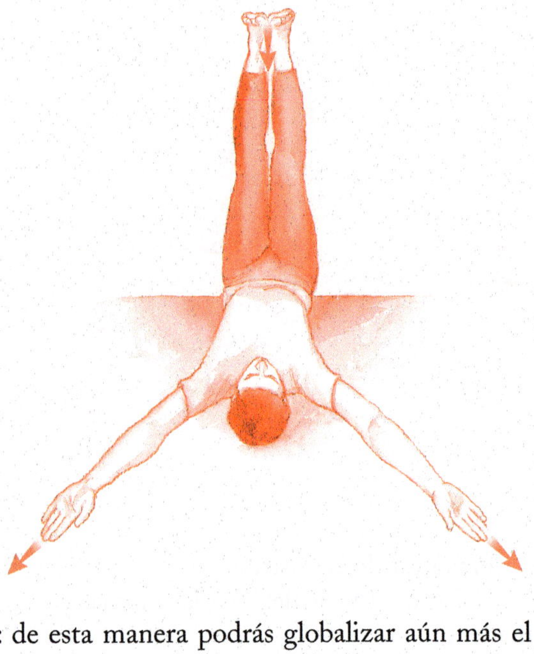

Opción para los brazos: de esta manera podrás globalizar aún más el estiramiento.

Coloca los brazos en cruz desplegados en el suelo. Seguidamente trata de buscar el contacto con el suelo de todo el dorso del brazo, desde la escápula hasta la mano. Al mismo tiempo trata de mantener en los brazos la intención de crecer sutilmente, como si quisieras crear espacio entre una mano y la otra.

Partiendo de estas consignas y sin abandonarlas, ve desplazando los brazos a pequeños trayectos, cada vez más arriba, hasta donde sea posible para ti respetando los límites y sin flexionar los codos.

Es muy importante que continúes realizando el tipo de respiración que hemos sugerido anteriormente.

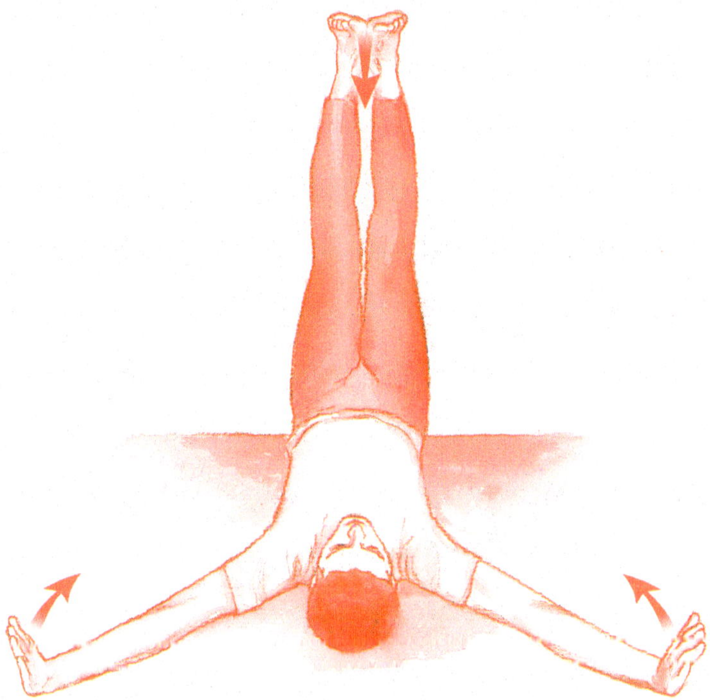

Opción para las manos: en un momento dado, si lo deseas, puedes completar el estiramiento de los brazos realizando una extensión de las muñecas. Trata de mantener este gesto durante unos instantes o haz una pequeña pausa mientras lo realizas.

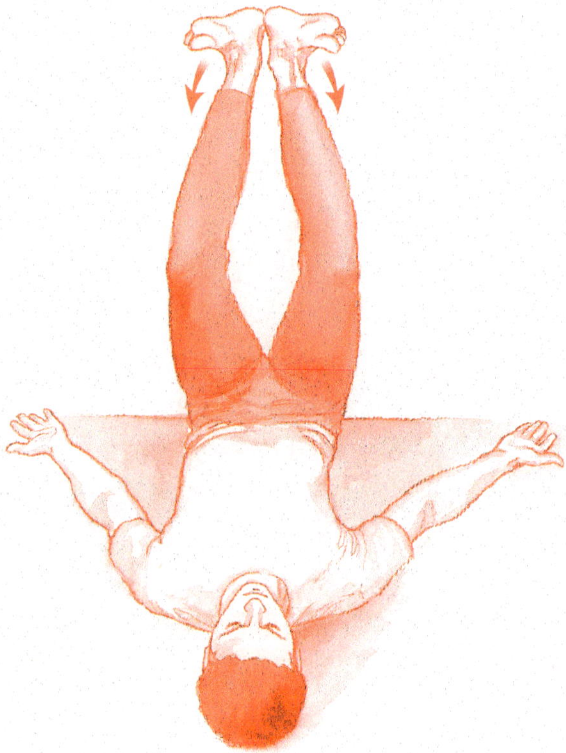

Opción para las piernas: es probable que al realizar esta posición en la pared te encuentres con la dificultad de mantener las rodillas en su eje, hay una tendencia común a la rotación interna. Si es así, para resolver esta compensación flexiónalas un poco y ponlas en rotación externa, al mismo tiempo estira de la punta de los pies hacia ti.

Práctica 16

Estando en la pared con las piernas flexionadas, puedes también estirar el trapecio superior. Extiende un brazo en el suelo cerca del tronco, mientras desvías la cabeza para el lado contrario, combinando un poco la inclinación con la rotación del cuello. Puedes utilizar la otra mano para ayudarte.

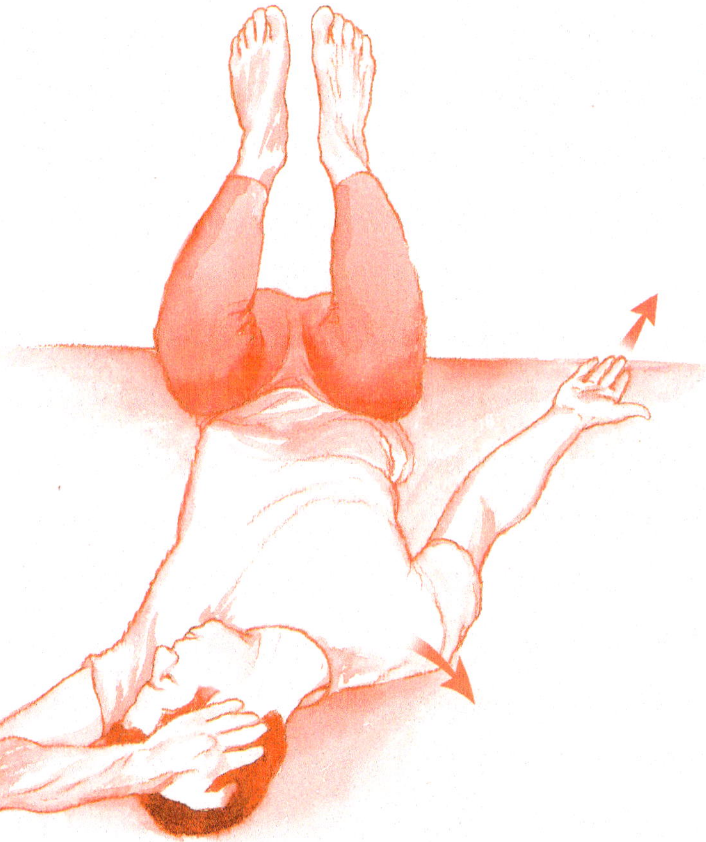

Práctica 17

Para la posición de partida, cruza los brazos como queriendo coger con tus manos las escápulas. A continuación redondea tu espalda apoyando los codos sobre los muslos y deja que la cabeza caiga hacia el suelo. Especialmente al tomar aire trata de separar con tus manos las escápulas como si quisieras «romper la camiseta», permanece ahí durante algunas respiraciones hasta que sientas que es suficiente para ti.

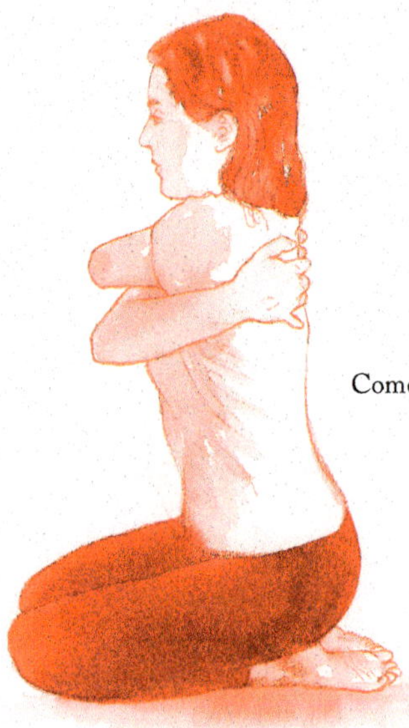

Como tomar la posición

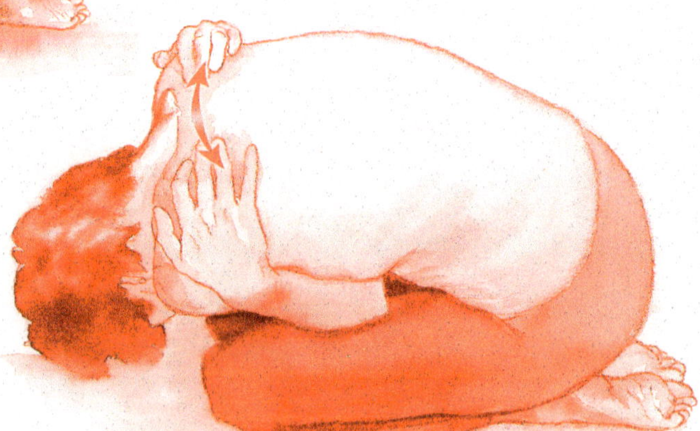

Práctica 18

Antes de llevar a cabo esta práctica, como preparación puedes realizar un automasaje sobre el reborde costal, deslizando las yemas de los dedos desde el centro a la periferia, varias veces, lentamente y con una presión que sea adecuada para ti. Será conveniente que lo practiques directamente sobre la piel.

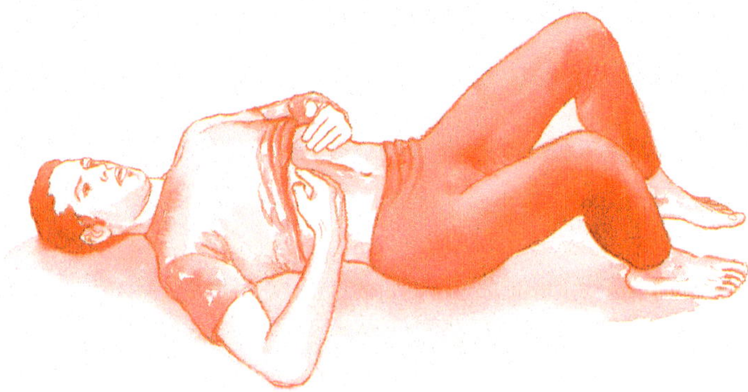

Posteriormente realizamos el estiramiento del diafragma: entrando con los dedos bajo el reborde de las costillas, estira un poco de ellas como si quisieras suavemente ampliar su diámetro a la misma vez que prolongas el tiempo de la exhalación, como en un suspiro largo.

Practícalo varias veces, pudiendo hacer alguna pausa entre ellas. Después toma un tiempo para observar tú respiración, ya que este músculo es el protagonista de la misma.

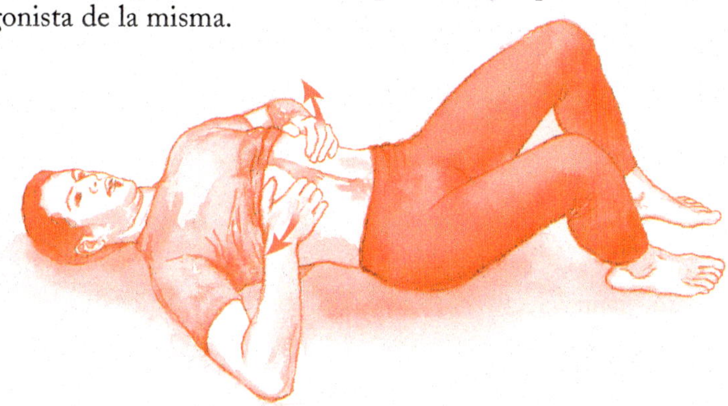

Práctica 19

Para esta práctica necesitas una pelota de espuma de unos diez centímetros de diámetro.

Con la espalda en el suelo y las piernas flexionadas, coloca la pelota entre el omóplato y el suelo, de manera que el hombro permanezca al aire. Coloca el brazo alineado en su eje cerca del tronco. El eje del brazo es una línea imaginaria que relaciona el centro del hombro, con el codo y el tercer dedo de la mano.

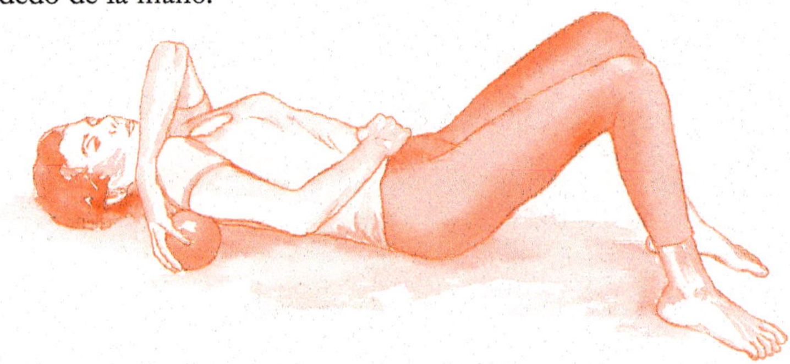

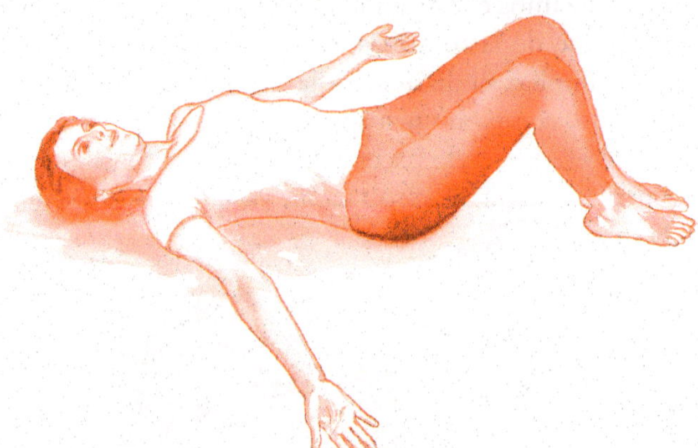

Durante toda la práctica alarga el tiempo de la exhalación, como reproduciendo un suspiro, facilitando el descenso de las costillas y el esternón.

Después de algunas respiraciones, separa el brazo un poco del tronco, sin perder su alineamiento.

Debes mantener la intención de crecer sutilmente en el brazo como queriendo «introducir los dedos en un guante». Al llegar a los noventa grados, deja caer suavemente las piernas y la cabeza hacia el otro lado.

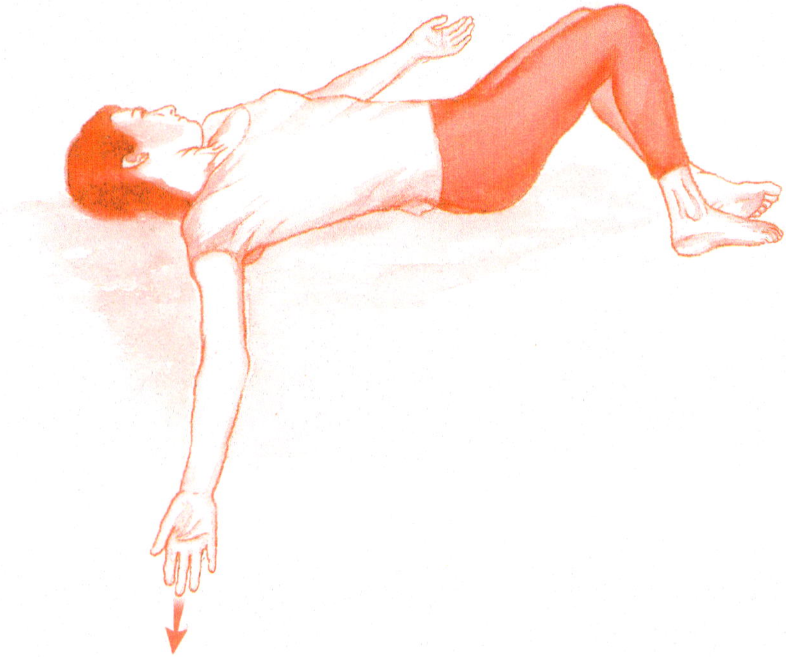

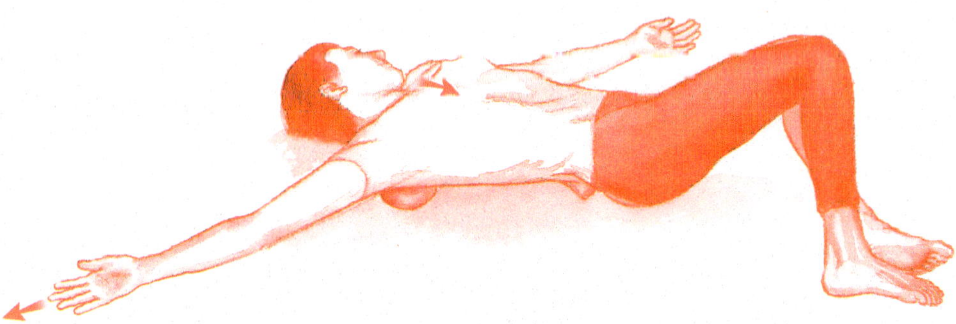

En pequeños trayectos sigue desplazando el brazo alineado hasta encontrar tu límite.

Tienes la opción de utilizar la otra mano para ayudar a descender las costillas en la exhalación.

También puedes hacer una extensión de la muñeca para globalizar más el estiramiento.

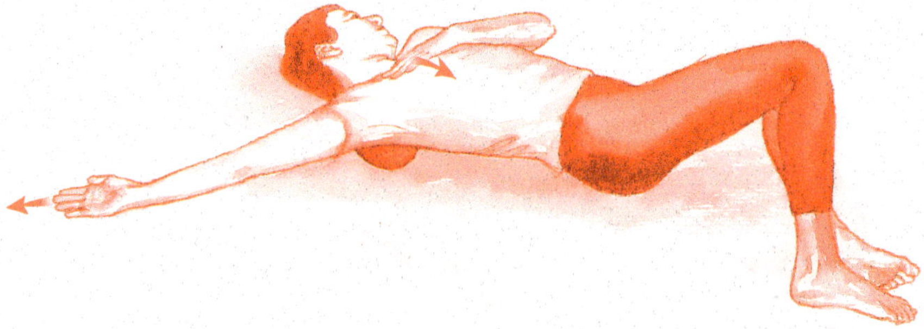

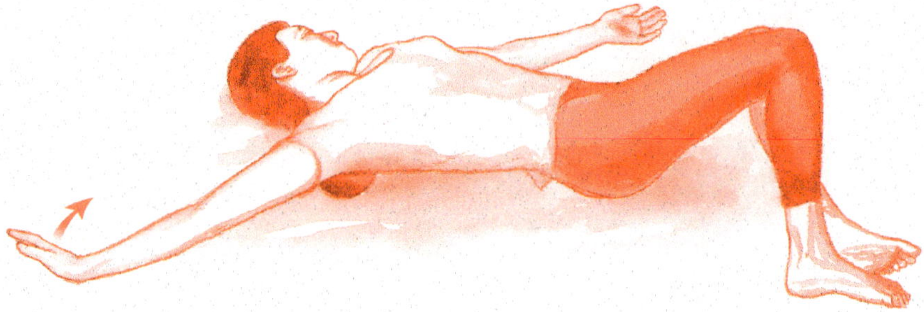

Otra opción consiste en extender la pierna que corresponde al brazo apoyándola sobre un taburete. Desde esta posición, puedes buscar matices en cuanto a la orientación de la pierna y el pie para sentir con mayor claridad el estiramiento.

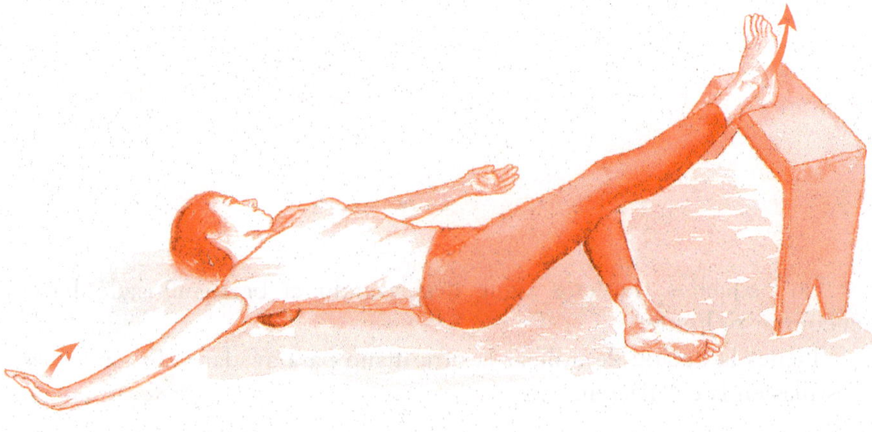

Práctica 20

En primer lugar es importante que identifiques la retroversión de la pelvis. La encontrarás fácilmente efectuando una ligera presión de las plantas de los pies contra el suelo. Observarás como el coxis se dirige ligeramente hacia el techo, mientras las lumbares se acercan al suelo.

A continuación toma la cabeza entre tus manos, evitando cualquier esfuerzo por parte del cuello, levántala un poco del suelo y trata de estirar suavemente con las manos como queriendo hacer «la nuca larga».

Después de haber ensayado estos dos gestos por separado, realízalos simultáneamente; iniciando el movimiento a la vez que expulsas el aire. Se trata de mantenerlos durante unos instantes y luego descansar, repitiéndolo algunas veces.

Al estirar con las manos de la cabeza haz que los codos se aproximen entre sí, facilitando que las escápulas se separen un poco.

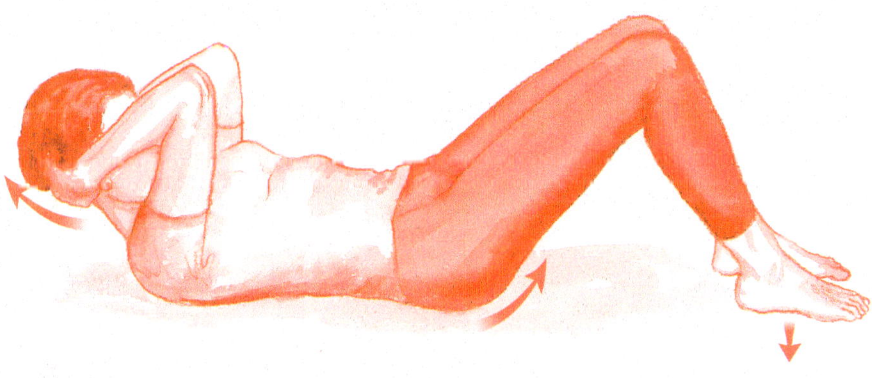

Práctica 21

Tomando como referencia parte de la posición anterior, tienes la opción de elevar una pierna estirando del pie hacia ti. Debes mantener el talón en línea con la cadera, aunque para ello flexiones ligeramente la rodilla.

Repítelo algunas veces con una pierna y haz una pausa antes de trabajar con la otra.

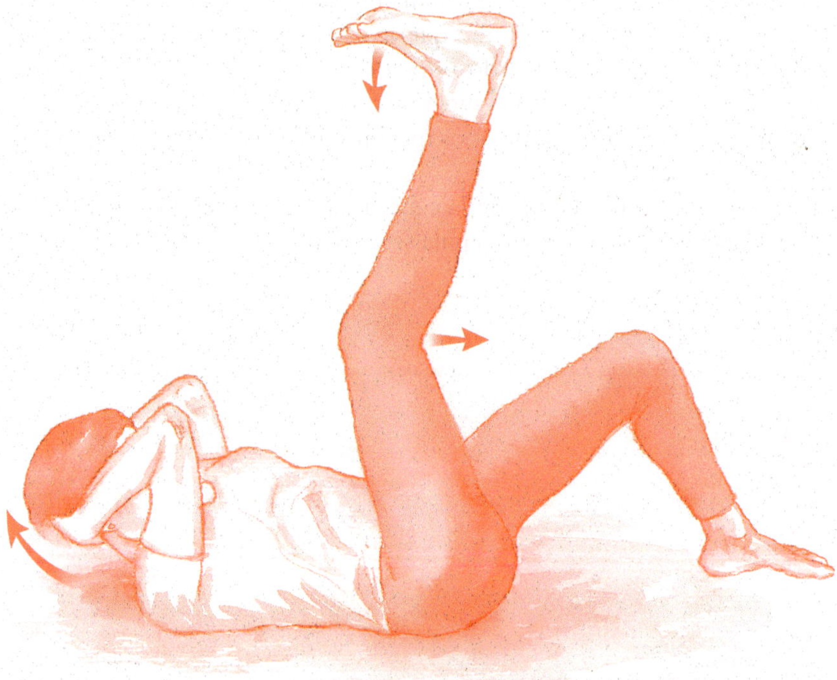

Práctica 22

Sentado/a en el suelo, con una pierna flexionada delante y la otra al lado, desciende el tronco orientando el esternón hacia la rodilla. Como verás, puedes apoyar la cabeza sobre las manos o directamente sobre en el suelo. Es importante que la cabeza pueda estar en descarga para evitar tensión en la nuca.

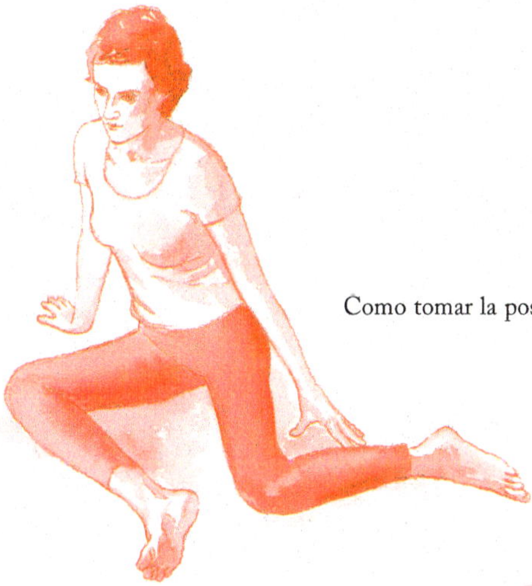

Como tomar la posición

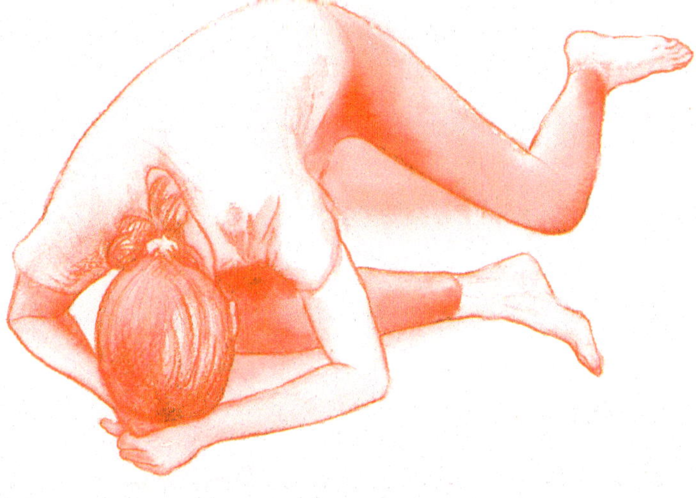

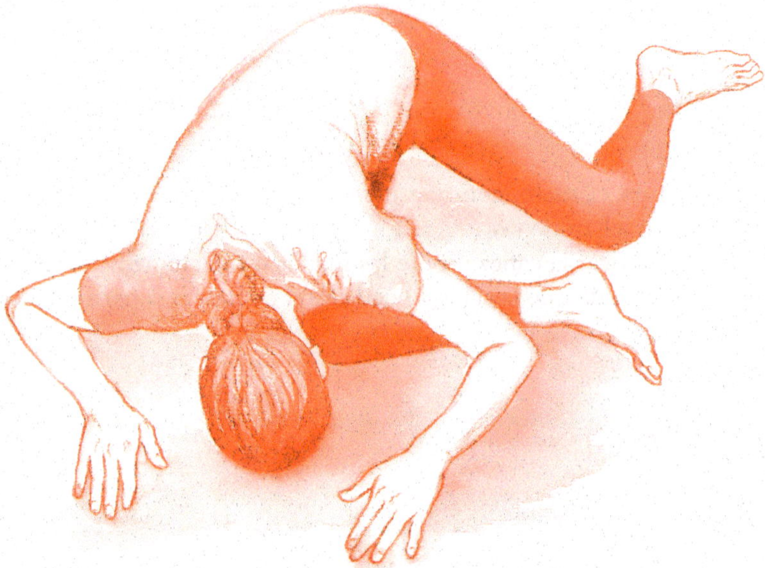

También puedes realizar la siguiente variante: consiste en extender el brazo opuesto a la pierna que se encuentra delante.

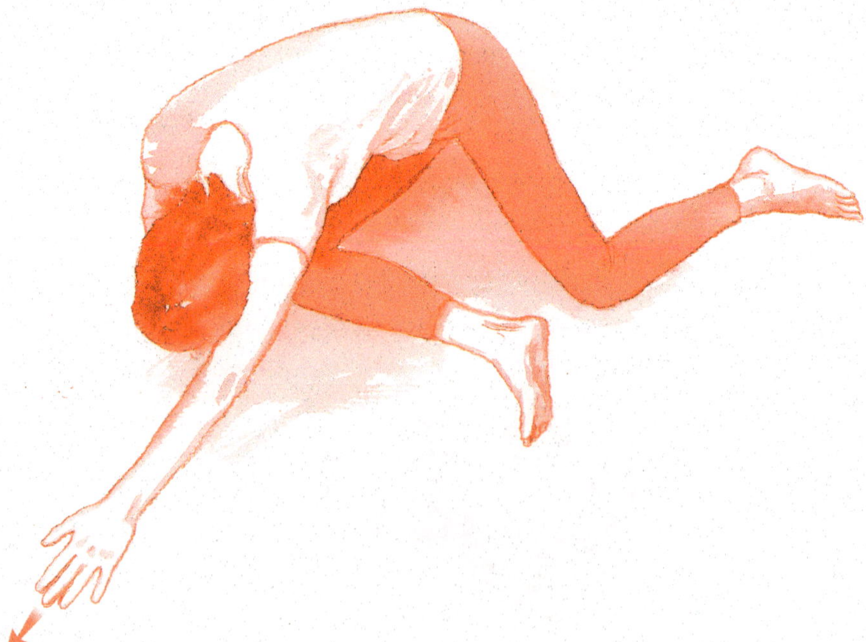

Práctica 23

Para trabajar en la cara interna del muslo hay varias opciones, y en este caso voy a describir dos de ellas, que son muy semejantes.

Puedes aprovechar el haber trabajado cualquier otra práctica, también en la pared. Abre las piernas en compás hasta el punto en que sientas un estiramiento razonable y ten muy presente la idea de respetar los límites pues en los aductores es fácil llegar a sentir quemazón. Es recomendable que previamente hayas preparado dos soportes dónde apoyar las piernas, colocalos en el lugar justo donde llegen a sostenerlas sin anular el estiramiento.

Debes conservar el sacro en contacto con el suelo e incluso intentar acercar un poco los isquiones al suelo.

Para deshacer la posición es conveniente que recojas las piernas una tras otra y que al mismo tiempo flexiones las rodillas. Te sugiero que permanezcas unos instantes descansando con las piernas flexionadas.

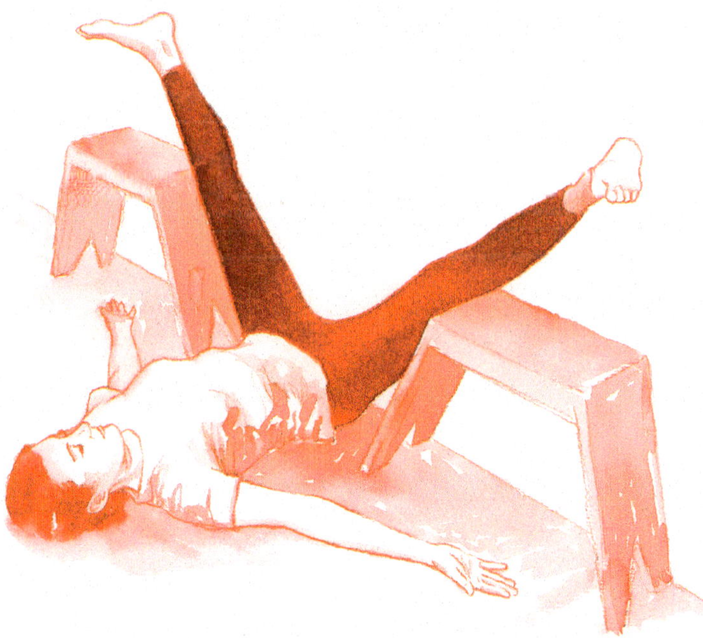

Otra opción consiste en utilizar el sofá de tu casa o el borde de una cama.

La idea es colocarte de manera que los pies queden apoyados sobre el asiento. Podrás comprobar que si amplias un poco la apertura de tus piernas, los talones se mantienen sujetos por el asiento.

Esta es una posición en la que puedes permanecer cómodamente.

No te olvides de respetar tus límites y mantener el contacto con la respiración.

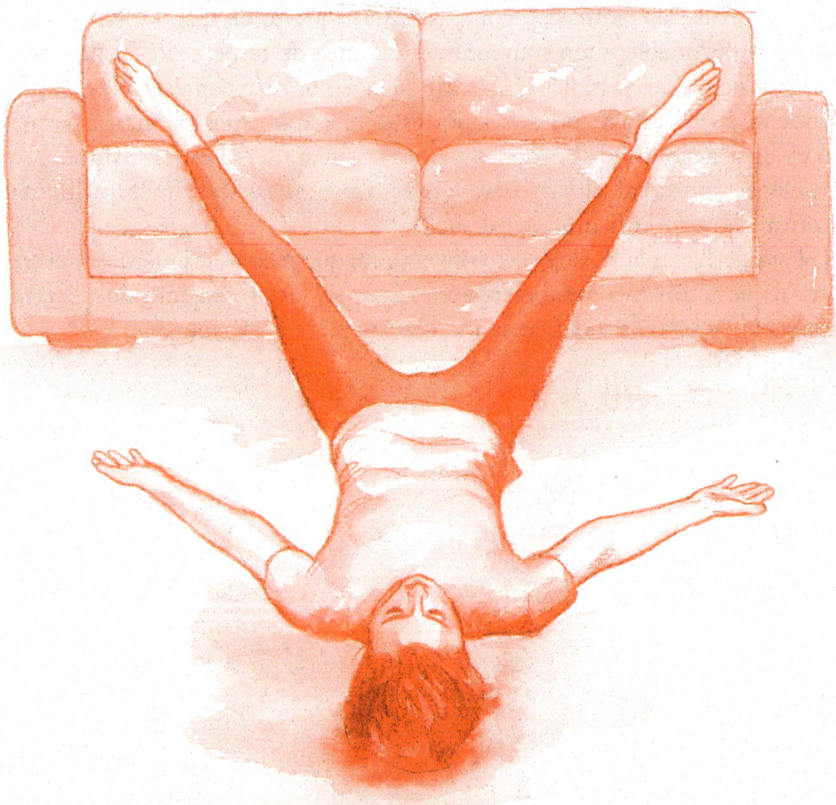

Práctica 24

Esta práctica es igual a la «posición de bombeo» que hemos descrito anteriormente, pero aquí incluimos un elemento nuevo. El material que utilizamos es una toalla, tamaño lavabo, enrollada que debe mantenerse así durante toda la práctica para que conserve su altura y consistencia.

En el momento de hacer «la nuca larga», manten la toalla pegada con las manos a la base del cráneo (un poquito más arriba de donde la cabeza se une con el cuello).

Permanece así durante algunos minutos. Utilizando la toalla en la «posición de bombeo» estamos focalizando el estiramiento en la musculatura suboccipital, la cual relaciona la cabeza con el cuello por la parte de atrás. Estos pequeños músculos trabajan prácticamente «a tiempo completo», pues son los que mueven la cabeza en distintas direcciones para orientar la mirada.

Como tomar la posición

1

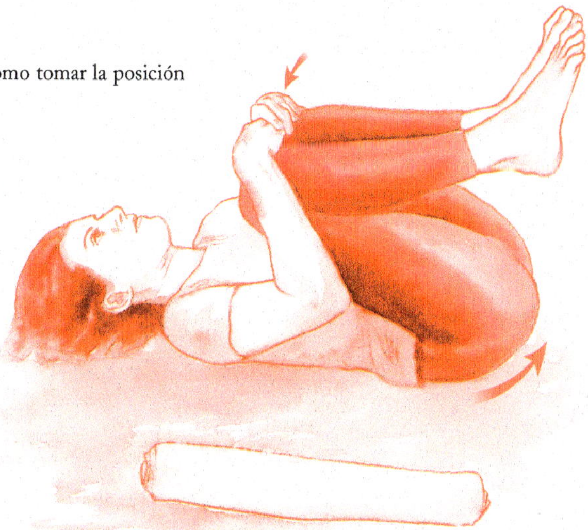

2

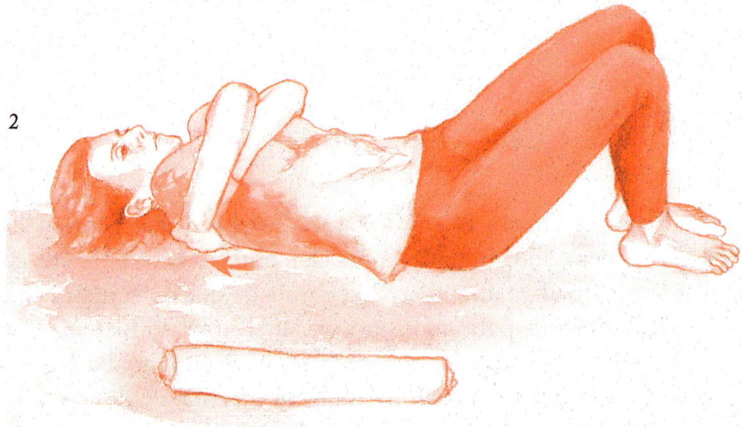

3

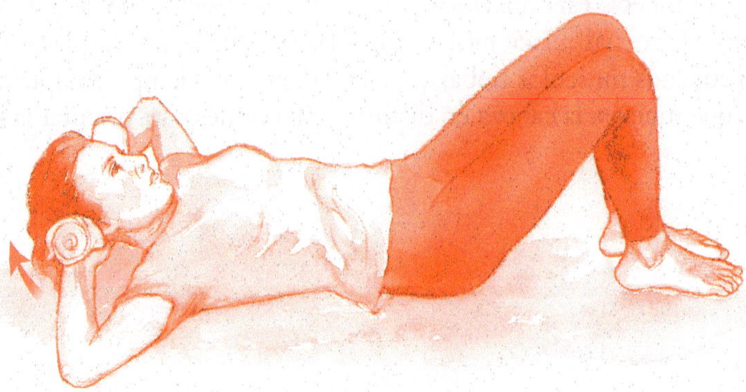

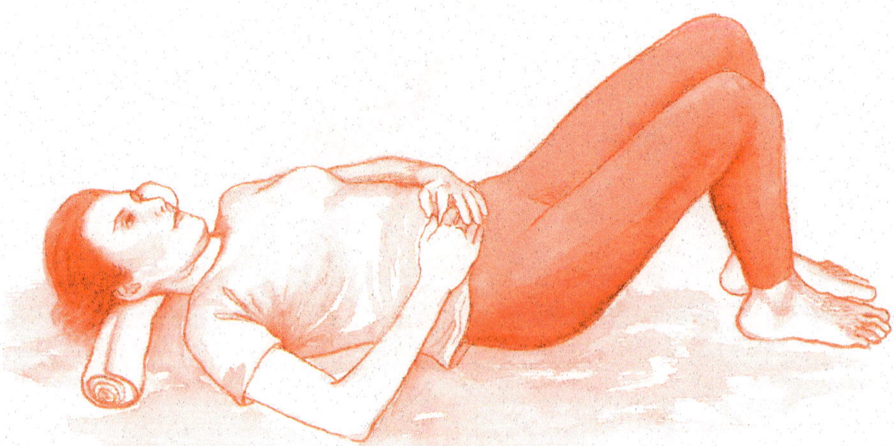

Como he mencionado anteriormente, en la posición de bombeo existe la posibilidad de realizar una segunda fase. La llevaremos a cabo tratando de conservar, todo el tiempo el estiramiento logrado inicialmente en la columna vertebral.

En primer lugar extiende los brazos cuidadosamente a ambos lados de la cabeza. A continuación desliza lentamente los pies en el suelo, cuando hayas estirado totalmente las piernas, puedes permanecer unos instantes en cada una de las opciones que muestro para los pies, flexión dorsal y plantar.

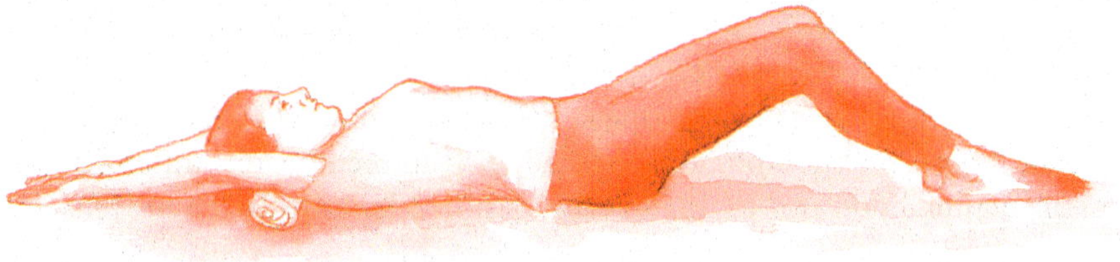

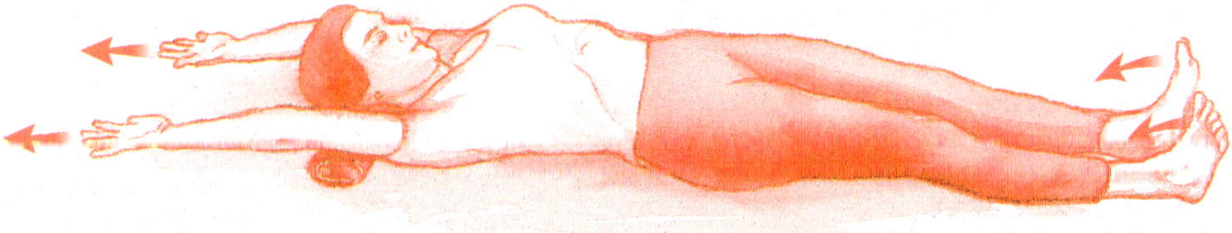

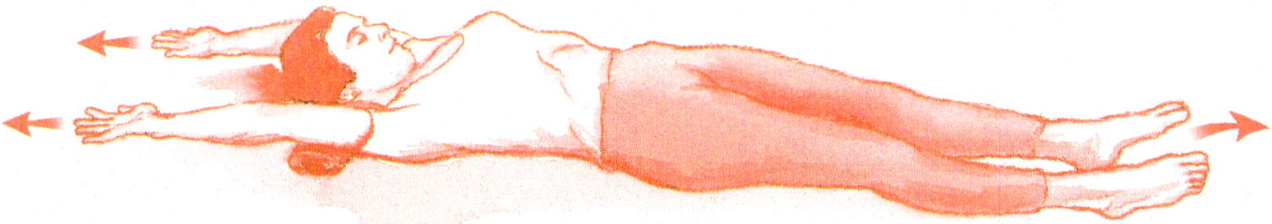

Práctica 25

Para este estiramiento, tomaremos como base la posición descrita en la práctica anterior. Es importante no variar la posición de la cabeza, conservando «la nuca larga».

Coloca las dos manos en la parte superior del tórax, concretamente sobre el esternón.

Lo que haremos será acompañar con las manos el descenso del esternón y las costillas altas durante cada exhalación, de modo que el aire salga fácilmente por la boca. Al tomar aire deja que el esternón ascienda libremente sin empujar con las manos. Realízalo algunas veces, tratando de alargar un poco el tiempo de la exhalación. También puedes tratar de inspirar manteniendo con las manos el esternón y las costillas en descenso.

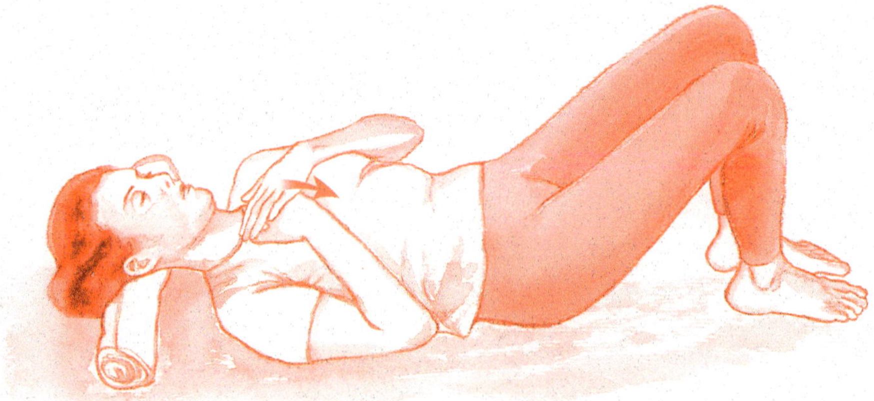

Práctica 26

Utilizando la misma posición de base, puedes trabajar el trapecio superior. Extiende un brazo en el suelo cerca del cuerpo y mantenlo en su eje. Sin despegar la cabeza de la toalla, inclínala y haz un poco de rotación hacia el lado contrario del brazo que está extendido. El hombro se dirige ligeramente hacia el suelo en rotación externa, al mismo tiempo que el brazo crece. Deja salir el aire fácilmente por la boca en la exhalación.

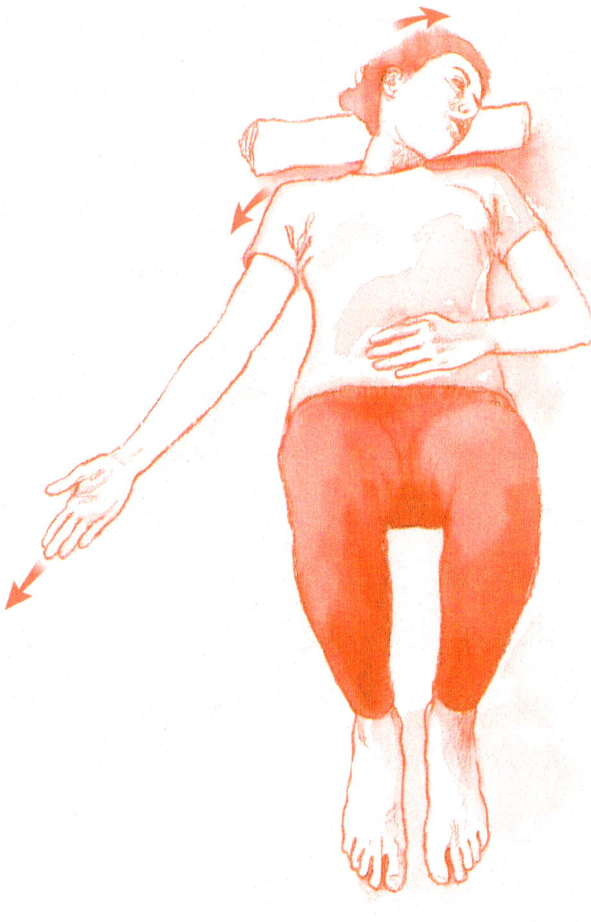

Práctica 27

Flexiona una pierna y toma de la rodilla con la mano contraria. Estira lateralmente de la pierna evitando que se despegue la pelvis del suelo. Al mismo tiempo, extiende el otro brazo hacia arriba y hacia el lado (en diagonal con la línea media del cuerpo), como haciéndolo crecer. Trata de conectar ambos gestos, el de la pierna y el del brazo.

Procura descender las costillas durante la exhalación.

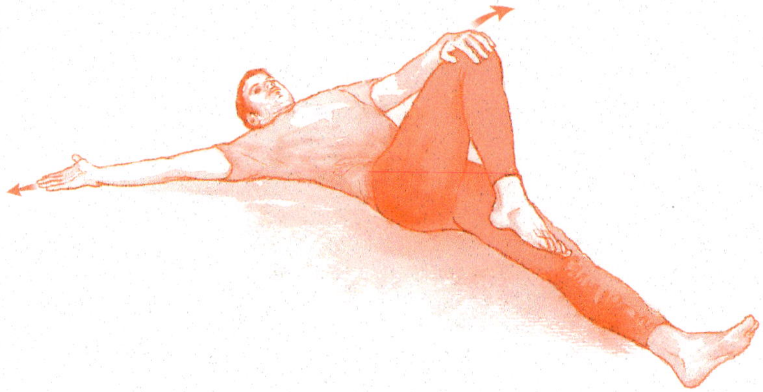

También puedes realizar la siguiente variante: consiste en girar la palma de la mano hacia abajo y la cabeza hacia el brazo que está desplegado.

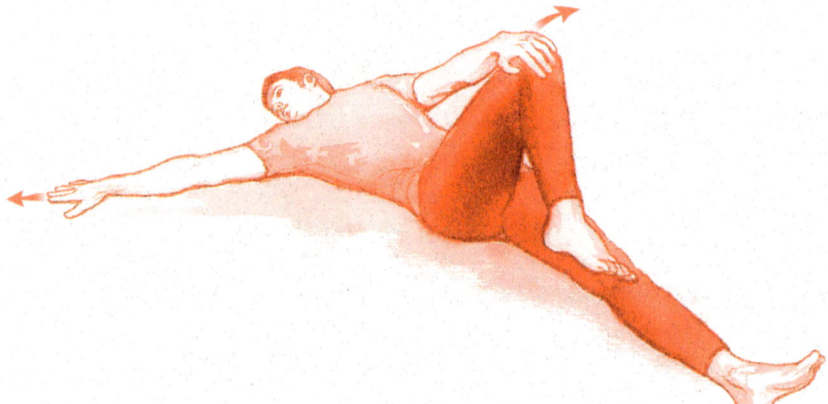

Práctica 28

Como posición de partida, sentado/a en el suelo flexiona una pierna delante y la otra al lado.

Conservando flexionada la pierna de delante, despliega la otra hacia atrás como queriendo encarar el muslo hacia el suelo. Al mismo tiempo puedes apoyar el tronco sobre la pierna flexionada y la cabeza sobre las manos.

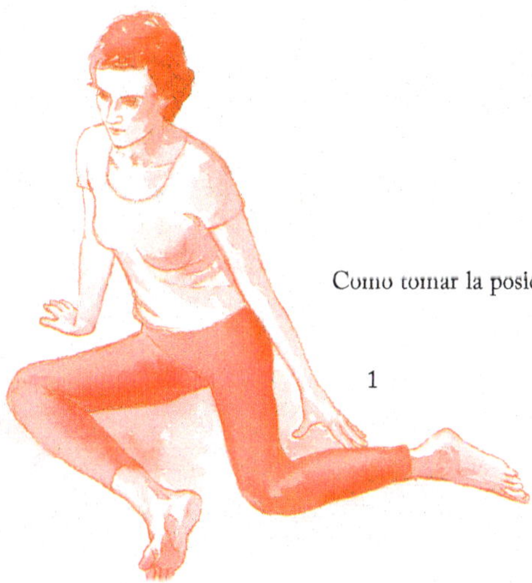

Como tomar la posición

1

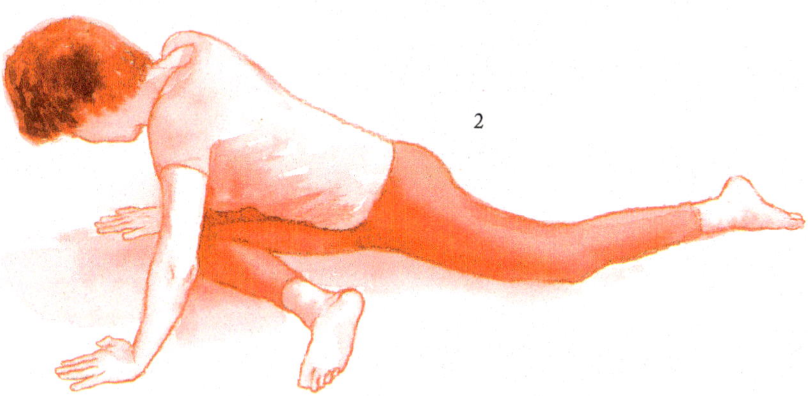

2

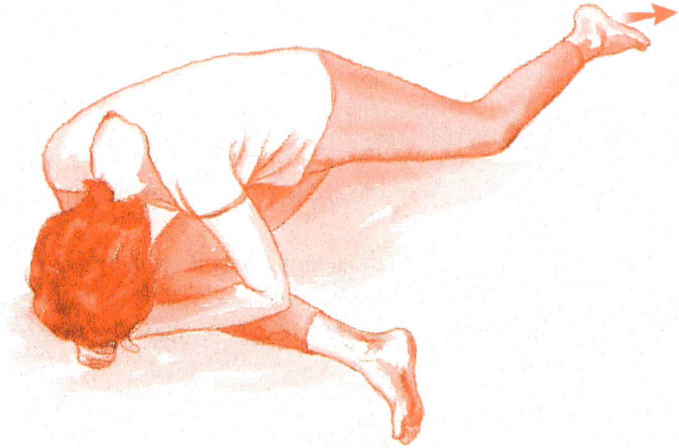

Variante: puedes estirar el brazo correspondiente a la pierna que está desplegada como queriendo crear espacio entre la mano y el pie de ese mismo lado.

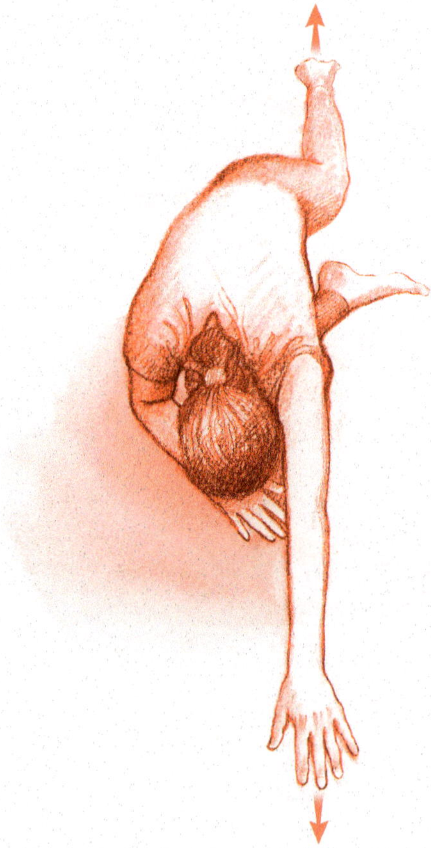

Práctica 29

Acostado/a boca arriba, extiende un brazo al lado de la cabeza y con la ayuda de la pierna contraria, gírate sobre el costado de manera que todo tu cuerpo quede alineado, el brazo, la columna vertebral y las piernas. Como si te acostaras sobre la costura del chándal.

En esta posición permanece unos instantes, tratando de conservar el equilibrio.

A continuación, extiende el brazo que está, sobre tú costado, por encima de la cabeza, como si buscaras la otra palma de la mano.

Al realizar este movimiento, presta mucha atención a la escápula, debe permanecer libre para deslizarse con el movimiento del brazo.

Permanece un tiempo en esta posición, como si quisieras crear espacio entre la mano y el pie que están arriba, de manera sutil, sin que esto suponga una crispación.

Verás que la respiración es muy importante, puedes apoyarte en ella para abrir el espacio del costado.

Cuando sea suficiente para ti, vuelve la espalda al suelo, y toma un tiempo para observar, antes de realizar la práctica por el otro lado.

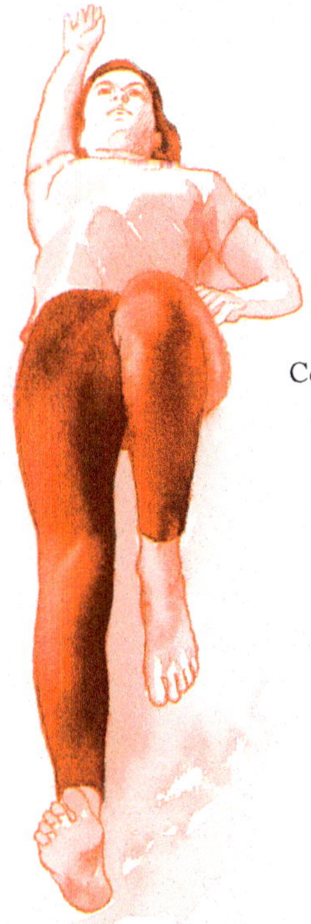

Como tomar la posición

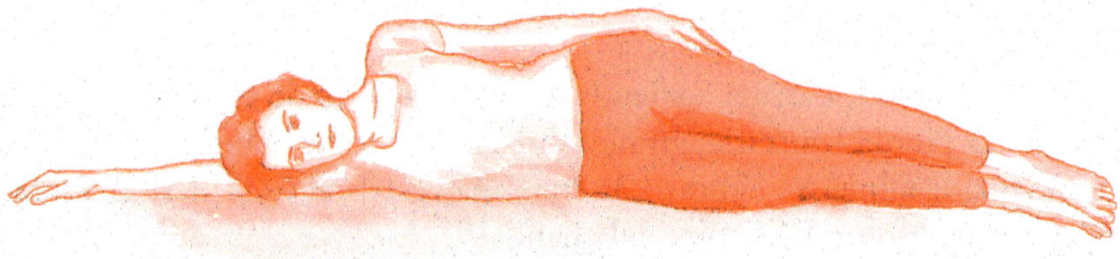

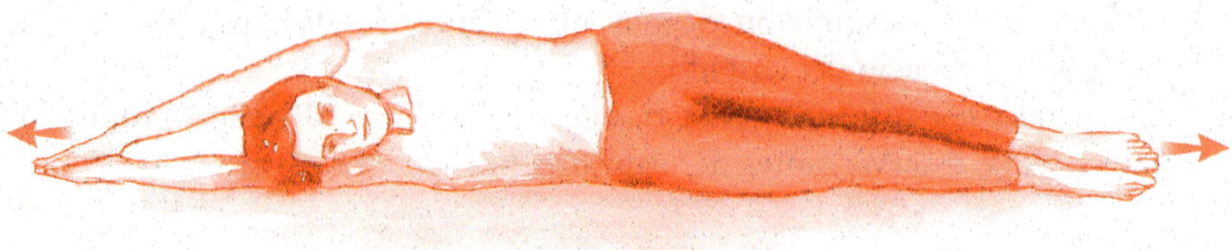

Práctica 30

Toma la posición de partida de la práctica anterior y en este caso apoya la mano en el suelo delante de ti, para estabilizar la posición.

A continuación, extiende la pierna que esta arriba hacia el frente, buscando el ángulo justo. Estira del pie hacia ti de manera que sientas estiramiento en la parte posterior de la pierna y el glúteo. Cuando sea suficiente recoge la pierna y vuelve cuidadosamente la espalda al suelo; tómate un tiempo para sentir, antes de realizar la práctica por el otro lado.

En estas prácticas en que permanecemos de costado sobre el brazo hay que cuidar que el hombro no moleste en ningún caso.

También tienes la posibilidad de realizar la siguiente variante: consiste en utilizar una cinta para traccionar suavemente del pie.

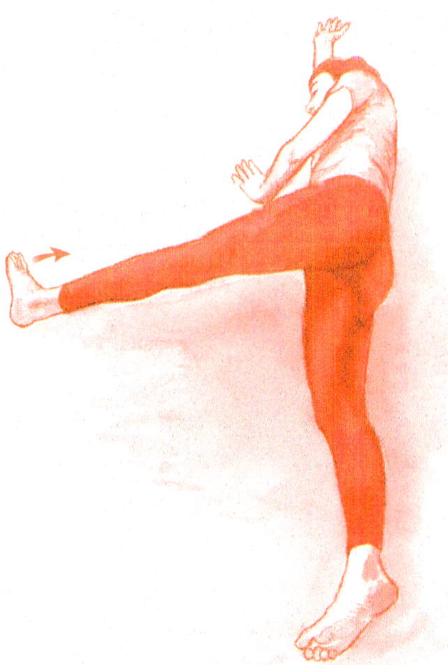

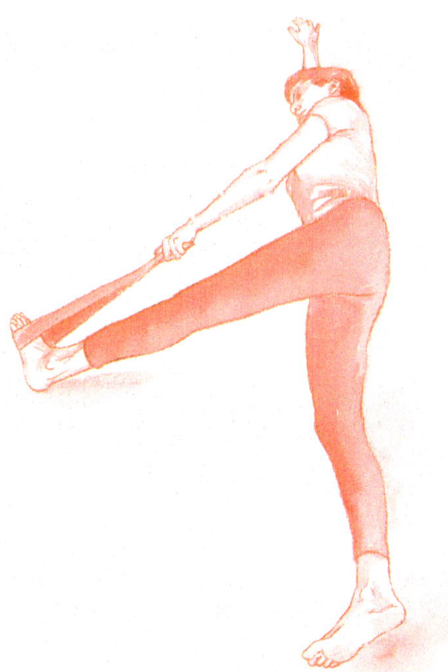

Práctica 31

La posición de partida es la misma de las dos prácticas anteriores. En esta ocasión apoya también la mano en el suelo y a la vez, flexiona la pierna de arriba hasta los noventa grados en la cadera y en la rodilla.

Seguidamente, deja caer un poco el tronco hacia el suelo y proyecta la cabeza hacia delante, tratando de apoyar la oreja en el suelo. Es como si tuvieras «la cabeza debajo del ala».

Durante la práctica observa bien como se adapta la respiración a esta posición. Si hay alguna pequeña molestia, alrededor del cuello o el hombro, puedes poner como adaptación, una toalla doblada varias veces entre la cabeza y el suelo.

Cuando hayas realizado la práctica por un lado acostado/a boca arriba, trata de darte cuenta de los pequeños cambios y las diferencias que puede haber entre un lado y el otro. ¿Cómo sientes la respiración? ¿Qué orientación tienen las escápulas y los hombros?

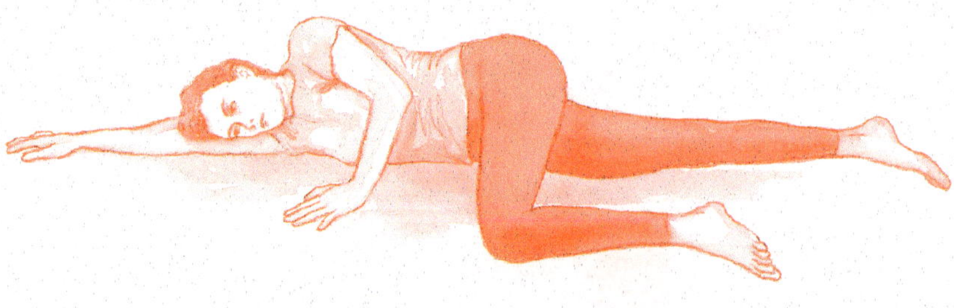

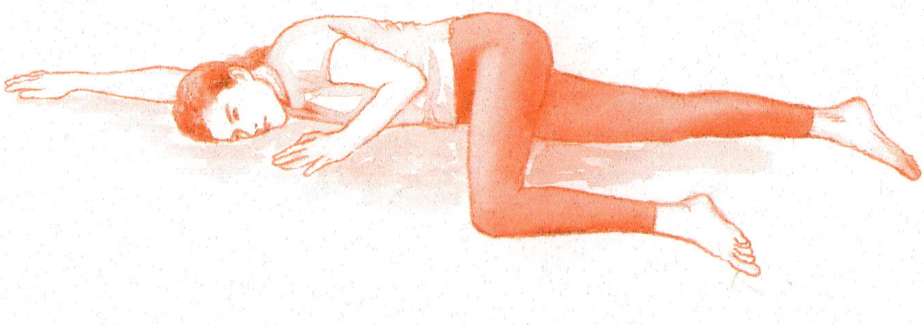

Práctica 32

Existe la posibilidad de combinar las dos prácticas anteriores.

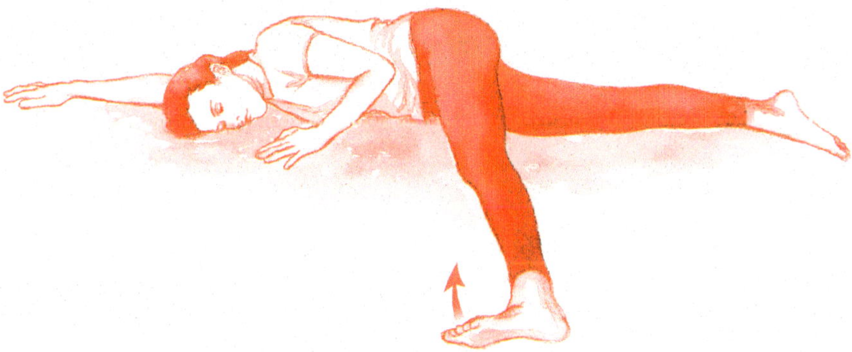

Práctica 33

Para desarrollar esta postura global, tomaremos la «posición de bombeo» como partida, será una referencia durante toda la práctica.

Tienes algunas opciones que puedes trabajar por separado o incluirlas todas en la misma práctica de manera que el resultado sea más global.

Para empezar, como hemos dicho, toma la «posición de bombeo». A continuación puedes optar por trabajar en los brazos o en las piernas, o en ambos a la vez.

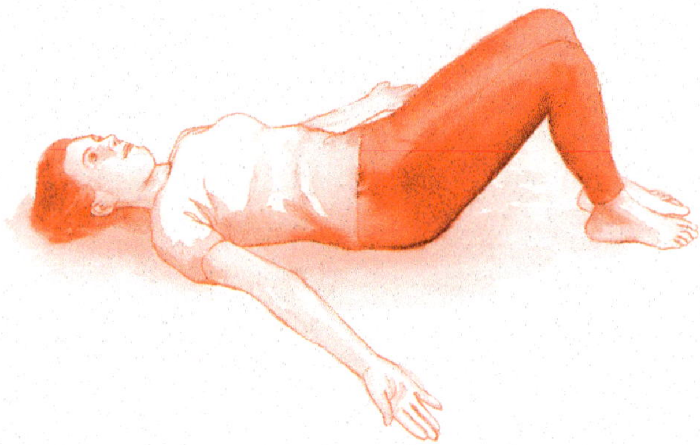

El recorrido de los brazos es el siguiente: con una ligera separación del tronco, extiéndelos de manera que se mantengan en su eje durante todo el trayecto. Como hemos dicho, el eje del brazo es una línea imaginaria que pasa por el centro de las articulaciones del hombro, el codo y el tercer dedo de la mano.

Los hombros permanecen abiertos en rotación externa como buscando el suelo.

A continuación, desliza éstos en el suelo, alejándolos del tronco progresivamente, en algunos trayectos.

La respiración recomendada durante toda la práctica la hemos descrito anteriormente. Consiste en facilitar la exhalación, prolongando el tiempo de la salida del aire, de tal modo que desciendas las costillas. Deja salir el aire por la boca como un suspiro, como si quisieras empañar un cristal con el aliento. Observarás que al final de la exhalación, la musculatura abdominal se ve involucrada.

Los brazos pueden ascender todo lo que sea posible para ti, sin perder su alineamiento ni el contacto con el suelo. Durante toda la practica debes conservar la «posición de bombeo».

Como opción puedes hacer una extensión de las muñecas, para completar el estiramiento.

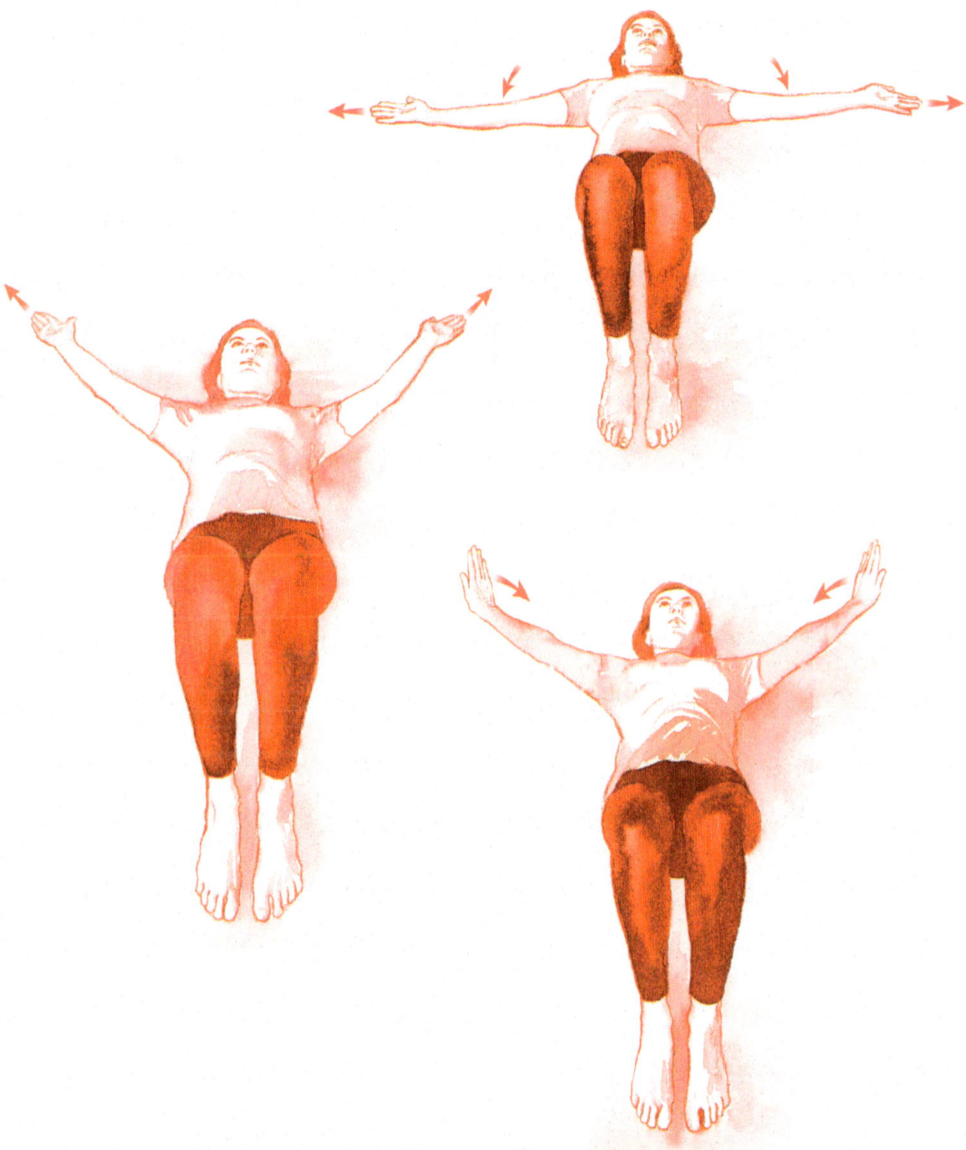

El procedimiento para las piernas es semejante al de los brazos.

La «posición de bombeo» sigue siendo referencia. Coloca las dos plantas de los pies juntas y deja caer las rodillas hacia el suelo, vigilando especialmente que no se arqueen las lumbares.

Ve desplazando las piernas en algunos trayectos, hasta donde sea posible para ti, sin perder la «posición de bombeo».

Si llegas a desplazarlos totalmente puedes terminar haciendo una flexión dorsal de los pies durante unos instantes. La respiración continúa igual.

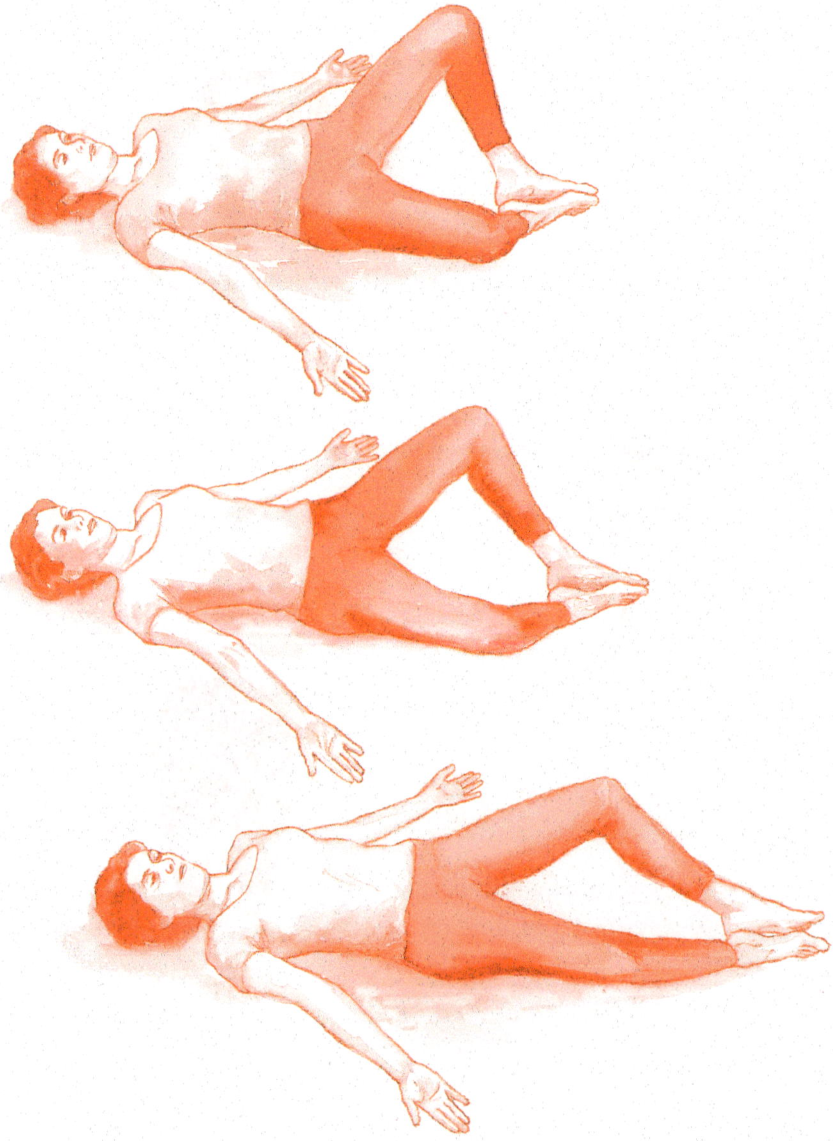

También puedes hacer una práctica global, incluyendo las dos opciones anteriores, la de los brazos y la de las piernas. La idea es progresar simultáneamente en piernas y brazos hasta donde sea posible para ti, sin llegar a perder la «posición de bombeo».

Haces tres o cuatro respiraciones y al final de la exhalación deslizas un poco los brazos. Repite lo mismo con las piernas y así vas alternando.

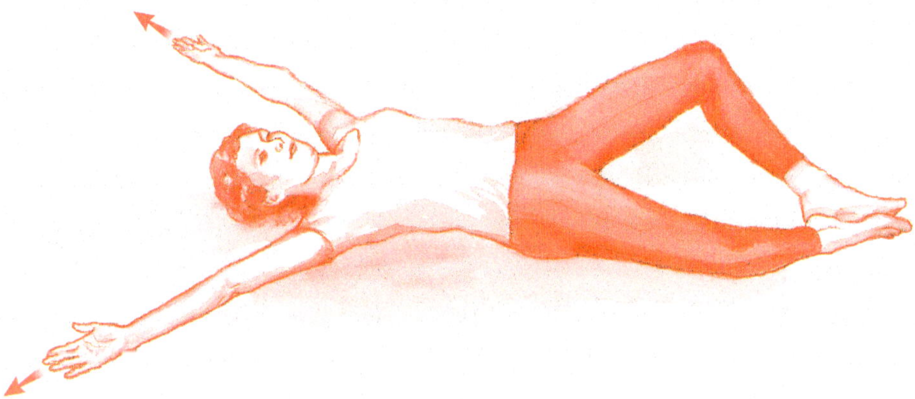

Después de esta práctica te recomiendo que tomes un tiempo para descansar, observar y desperezarte libremente.

La realización de este tipo de posturas globales, tiene una similitud con el hecho de montar una tienda de campaña de aquellas que tienen un mástil en el medio. Si estiras más de un lado que del otro, el mástil se verá desalineado. En nuestro caso dicho mástil esta representado por la «posición de bombeo».

Práctica 34

Existe la posibilidad de estirar la musculatura posterior de la pierna, utilizando un plano inclinado. Puedes construirlo con un pequeño tablero apoyado sobre un listón de madera.

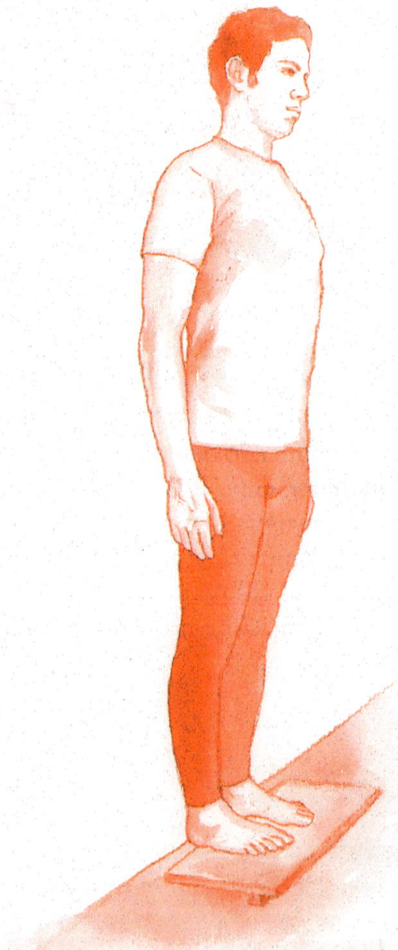

Práctica 35

Esta práctica tiene algunas variantes. Para ello utilizaremos una mesa con un cojín o una manta doblada.

De pie, con los pies paralelos y las rodillas flexionadas busca el apoyo de la mesa manteniendo la columna en su eje. Esto significa que debe conservar sus curvas fisiológicas (ligera lordosis cervical y lumbar y ligera cifosis dorsal).

Para ajustar la práctica a tu altura puede que necesites un alza debajo de los pies, puedes utilizar un libro o un taco de madera.

Una vez tomada la posición de partida trata de llevar los isquiones un poquito hacia arriba al mismo tiempo que ajustas la flexión de las rodillas.

Vigila especialmente que no haya crispación en los dedos de los pies, más bien trata de mantenerlos en toda su longitud.

No te olvides de conservar la respiración libre durante toda la práctica, facilitando la exhalación.

Si al progresar observas que las rodillas tienden a la rotación interna, será conveniente que busques un poco la rotación externa de las mismas. Es importante que recuerdes la noción de eje para las piernas.

Como puedes ver tienes varias opciones con respecto a la posición de los brazos:

- Flexionados
- Cruzados, donde apoyar la frente
- Extendidos con las palmas hacia abajo o hacia arriba

También puedes utilizar un plano inclinado bajo los pies, con él conseguirás un estiramiento más intenso.

Para salir de la posición al incorporarte flexiona de nuevo un poco las rodillas y utiliza los brazos para elevar el peso del tronco.

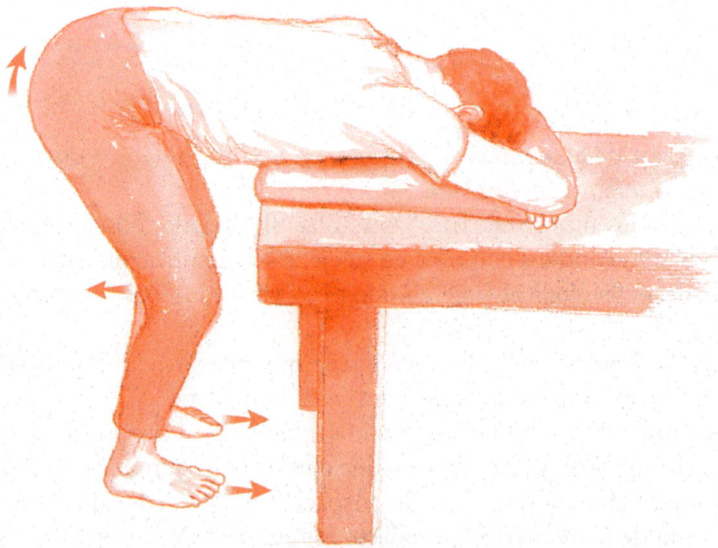

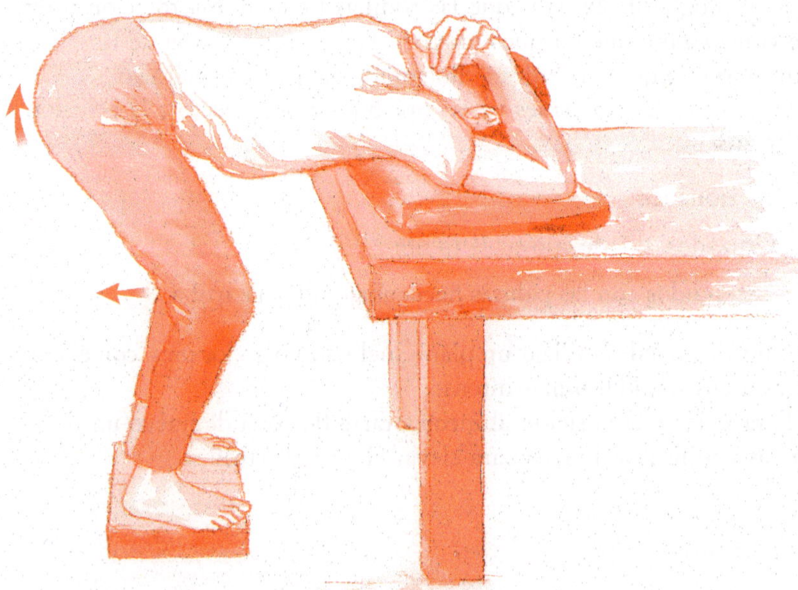

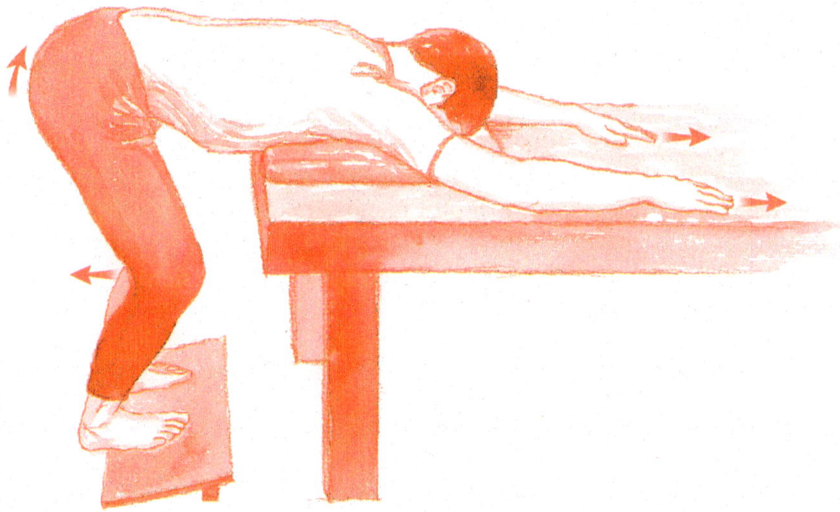

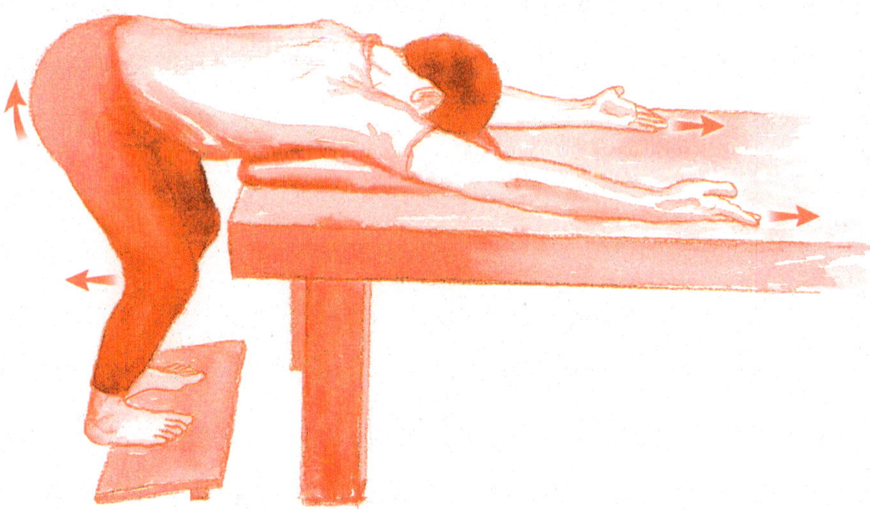

Práctica 36

En este caso para empezar, despliega el brazo en el suelo junto a la cabeza. Seguidamente, flexiona el codo de manera que el antebrazo pase por debajo de la cabeza. Con la otra mano coge de los dedos y estira suavemente.

Observa la posición que adopta la escápula y como sientes la respiración en esta zona.

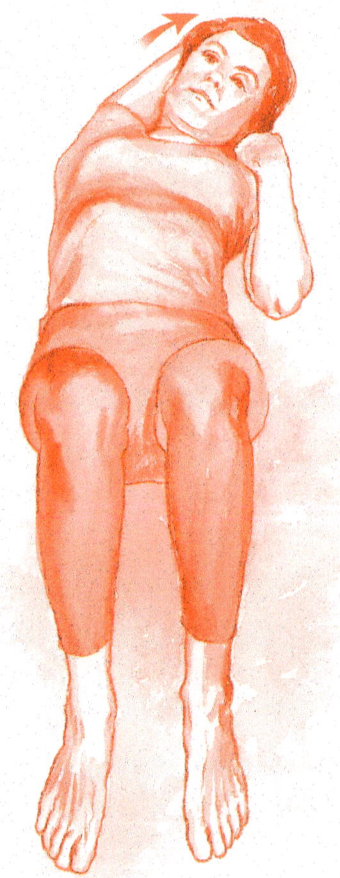

Práctica 37

En primer lugar, flexiona una pierna y sepárala. A continuación desplaza en la misma dirección la otra, que permanece estirada. Extiende el brazo del mismo lado junto a la cabeza. Arqueando ligeramente el tronco, trata de crear espacio entre el pie y la mano de ese mismo lado. Observa la respiración y facilita que se haga presente en todo el costado.

Antes de realizar el otro lado, date un tiempo para observar el contraste entre ambos lados.

Como tomar la posición

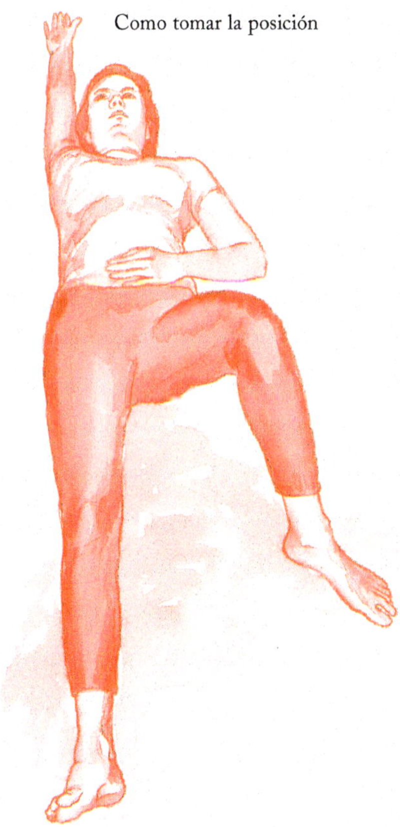

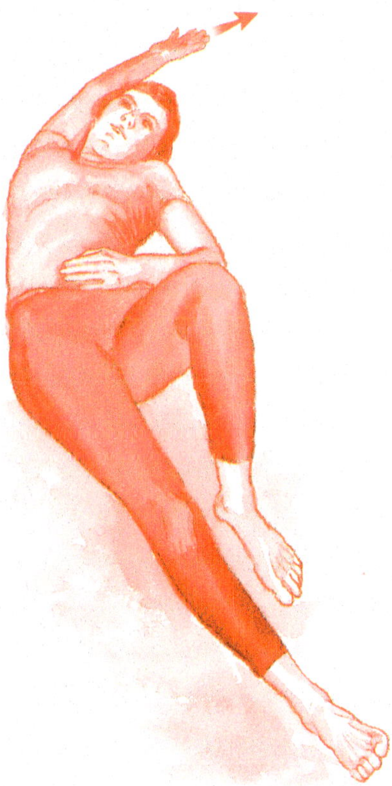

Práctica 38

También tienes la posibilidad de combinar las dos prácticas anteriores.

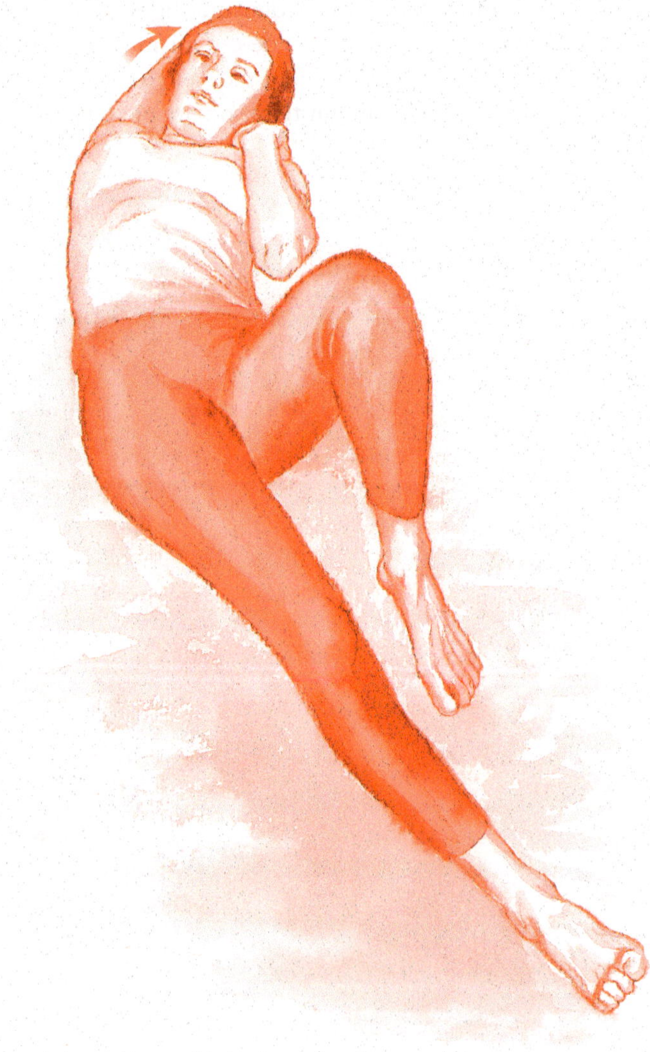

Práctica 39

Con las piernas flexionadas y los pies apoyados en la pared, extiende los brazos a ambos lados de la cabeza, trata de hacerlos crecer a la vez que vacías el tórax.

También puedes entrelazar los dedos y girar las palmas hacia fuera.

Otra opción consiste en hacerlo con un solo brazo, gira la cabeza hacia el lado contrario y ayudate con la mano para bajar las costillas durante la exhalación.

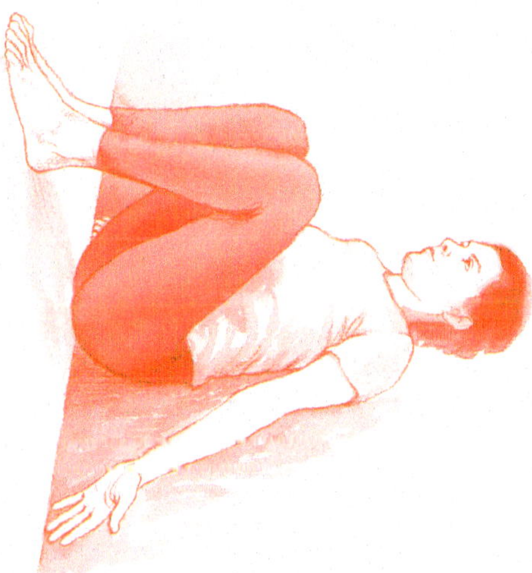

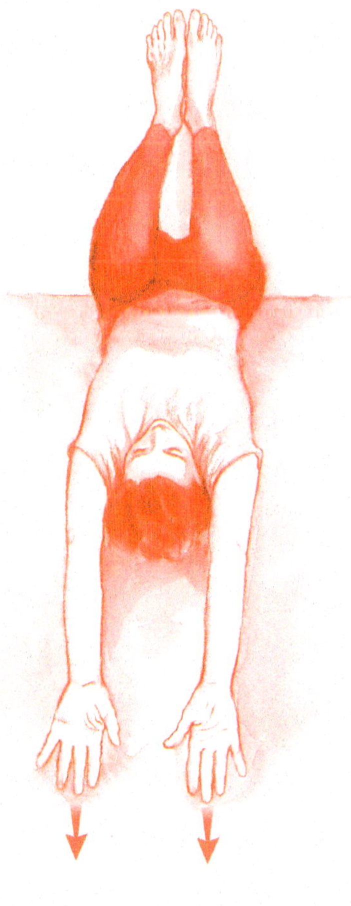

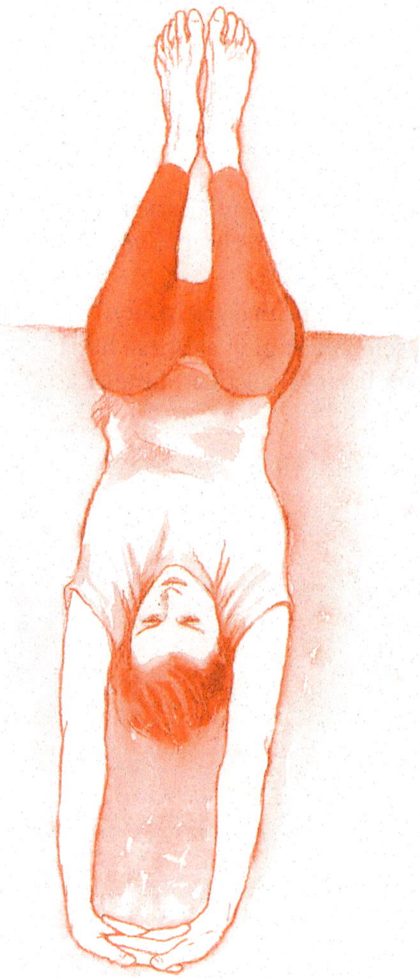

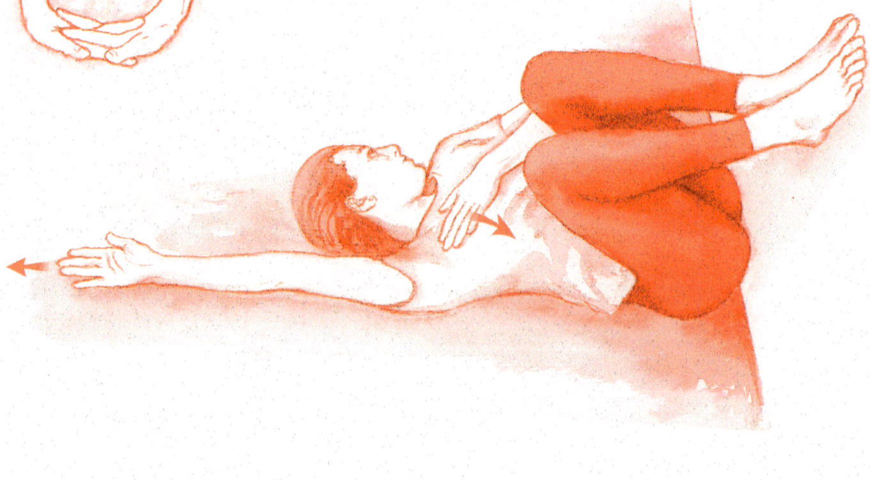

Práctica 40

Preparación: para trabajar esta posición, es importante que permanezcas lo más cerca, que sea posible de la pared (sin que el sacro llegue a despegarse del suelo). Las piernas permanecen flexionadas.

Seguidamente separa todo lo que puedas los pies y haz lo mismo con las rodillas. Permanece ahí unos minutos y por supuesto, respeta tus límites. En esta posición, tienes la oportunidad de favorecer que la respiración descienda hacia el bajo vientre y el periné.

Para salir de la posición hazlo cuidadosamente y antes de separarte de la pared, manten un instante las piernas juntas.

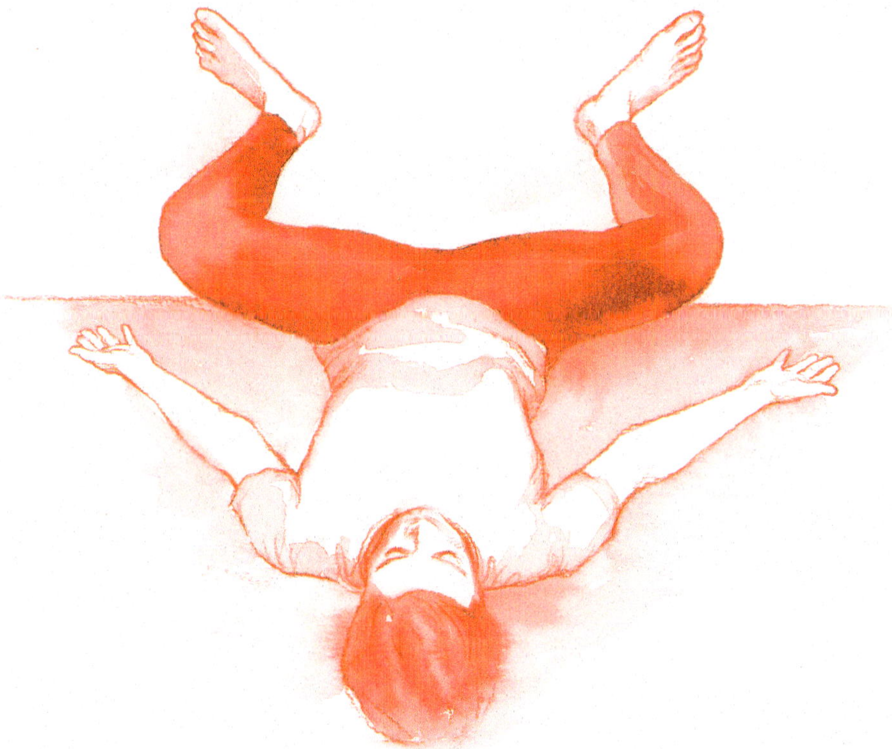

Práctica 41

Como posición de partida pon la espalda en el suelo y las plantas de los pies apoyadas en la pared. Para mantener las piernas sin esfuerzo debes acercarte todo lo que puedas a la pared sin llegar a despegar el sacro del suelo.

En primer lugar, pon los brazos en cruz y luego flexiona los codos. Seguidamente lleva los antebrazos hacia el suelo como queriendo apoyarlos en él (puede que en alguno caso no lleguen a tocar el suelo); la idea es que busquen el suelo progresivamente; al mismo tiempo prolonga la exhalación, sacando el aire por la boca y haciendo descender las costillas.

Como tomar la posición

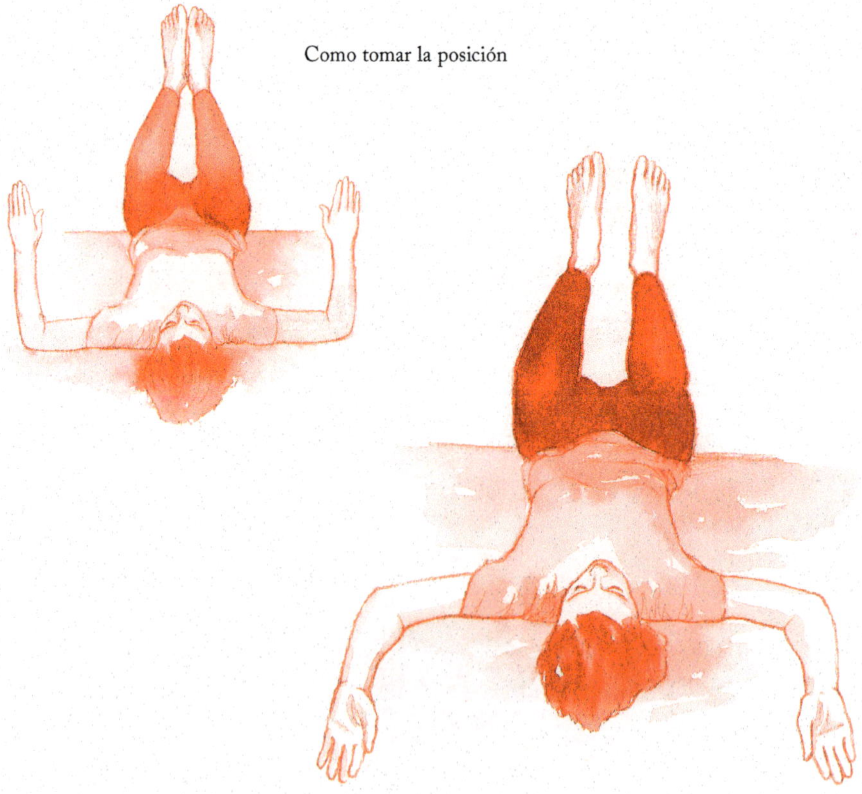

Práctica 42

Puedes realizar esta posición aprovechando que has trabajado alguna otra en la pared.

Para empezar, revisa la posición de la cabeza haciendo «la nuca larga» con las dos manos. Por otro lado, como puedes ver, las piernas están flexionadas y los pies apoyados en la pared.

El estiramiento lo llevaremos a cabo cruzando los brazos uno al lado del otro por encima del tórax y tomando con las manos de las escápulas. Al tomar aire, estira un poquito de ellas hacia fuera como si quisieras «romper la camiseta» entre las dos paletillas. Con suavidad realiza algunas respiraciones profundas, como queriendo ensanchar un poco el diámetro del tórax; e incluso, puedes intentar vaciar el aire tratando de conservar el tórax abierto.

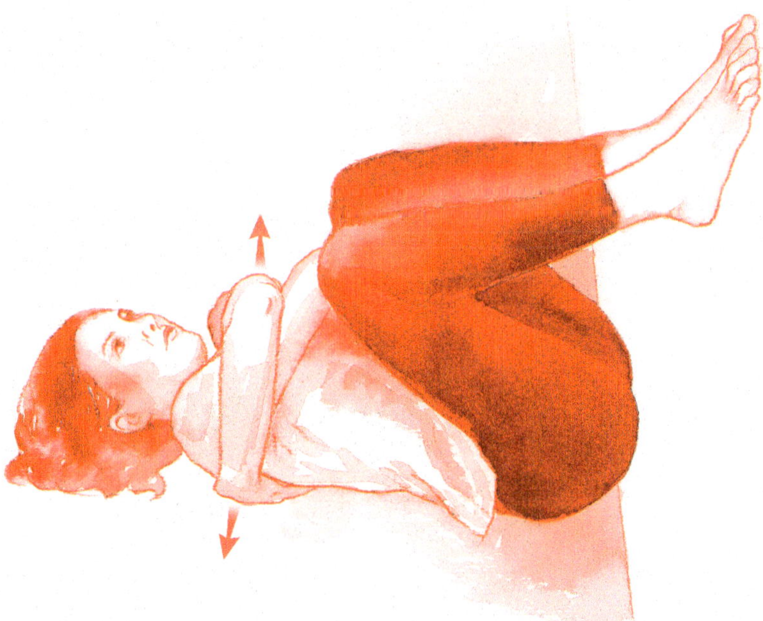

Práctica 43

Para realizar esta posición de sentado/a sobre los pies, es posible que necesites poner un cojín bajo los empeines. Puedes poner también otro detrás de las rodillas (en el hueco poplíteo) para reducir el impacto sobre ellas. Cuando se haga difícil su realización puedes apoyar las manos en el suelo para hacerla más llevadera.

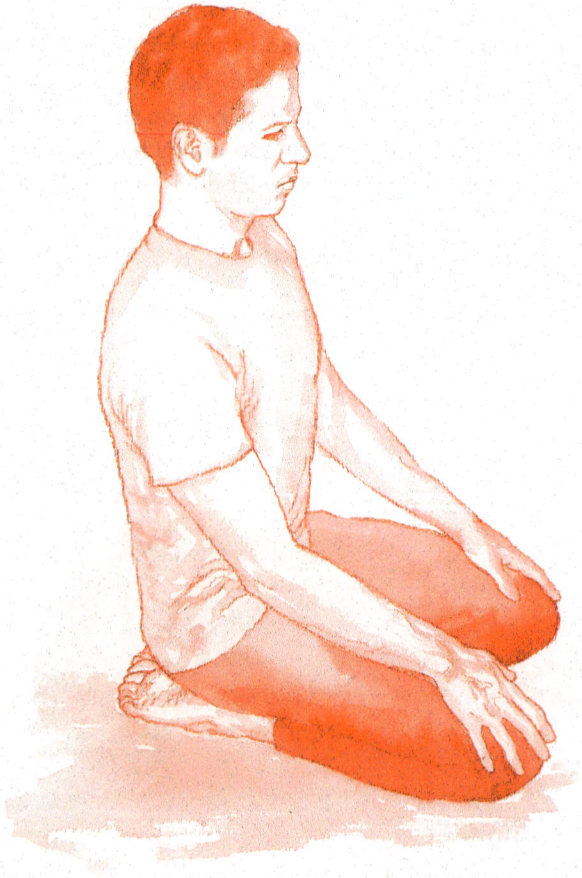

Práctica 44

Con una rodilla apoyada en el suelo, el otro pie alineado y en total contacto con el suelo, proyecta ligeramente la rodilla hacia delante. Al mismo tiempo trata de crear espacio entre el talón y los dedos del pie, sin que haya crispación en ellos. Si es posible para ti, tienes la opción de elevar ligeramente los dedos del suelo.

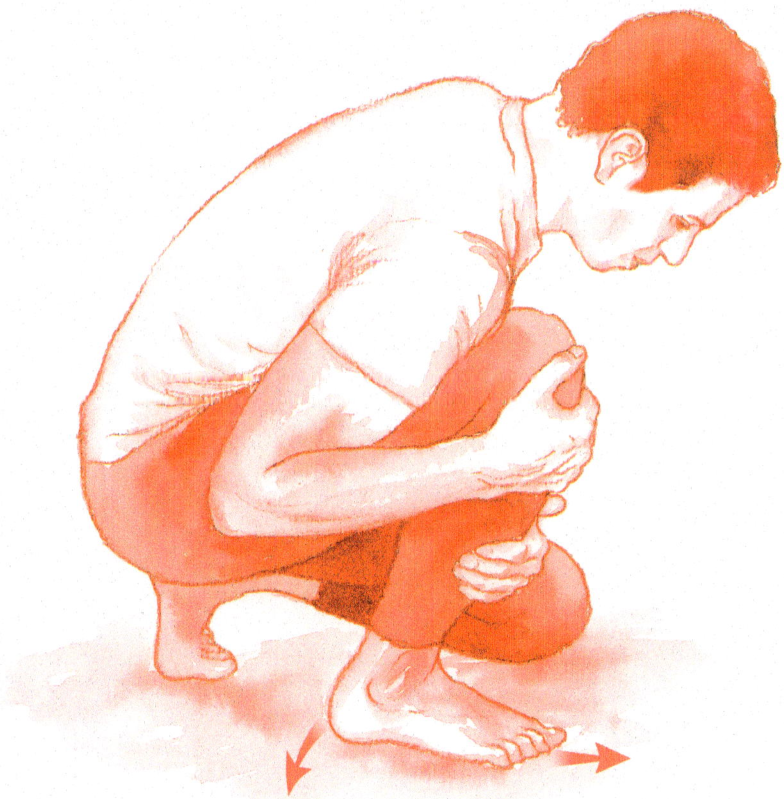

Práctica 45

Existe una práctica semejante a la anterior. Consiste en utilizar la mano para elongar la planta del pie.

Con una rodilla en el suelo, introduce tu mano entre el pie y el suelo. Estira suavemente con la mano, como si quisieras ganar un número más en la talla del calzado.

Seguidamente, proyecta un poco tu cuerpo hacia delante, hasta donde sientas el estiramiento justo.

Es importante, que la pierna y el pie se mantengan en su eje.

Antes de realizar el trabajo en el otro lado, es conveniente que observes de pie unos instantes, con el fin de darte cuenta de la posible diferencia.

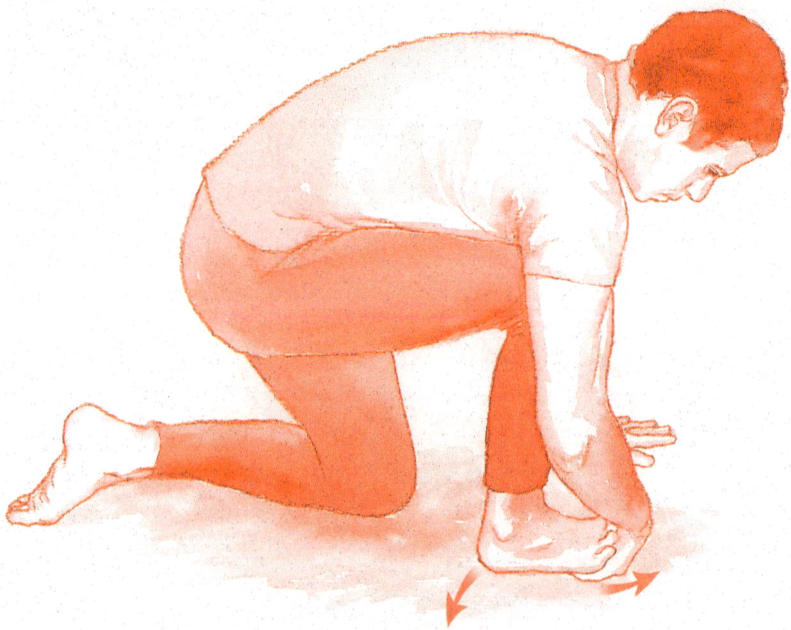

Práctica 46

Sentado/a con una pierna flexionada delante y la otra al lado, busca una rotación del tronco apoyando la mano en el suelo. Observarás como la posición de las piernas provoca propiamente una torsión en la pelvis, la columna, la cabeza y la mirada siguen el mismo sentido.

Tienes la opción, a modo de variante, de utilizar el otro brazo para incluir a la cintura escapular en dicha torsión.

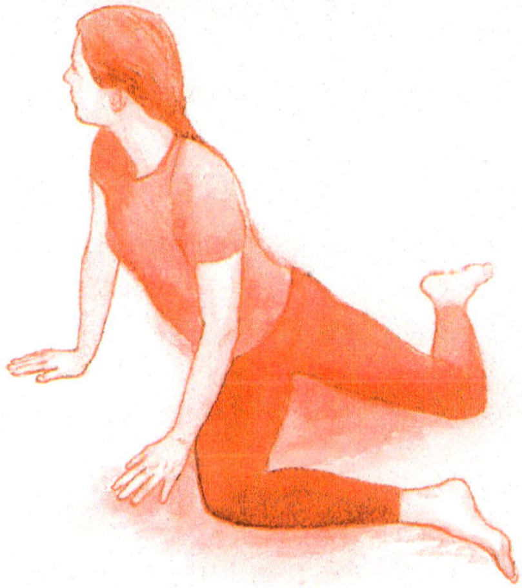

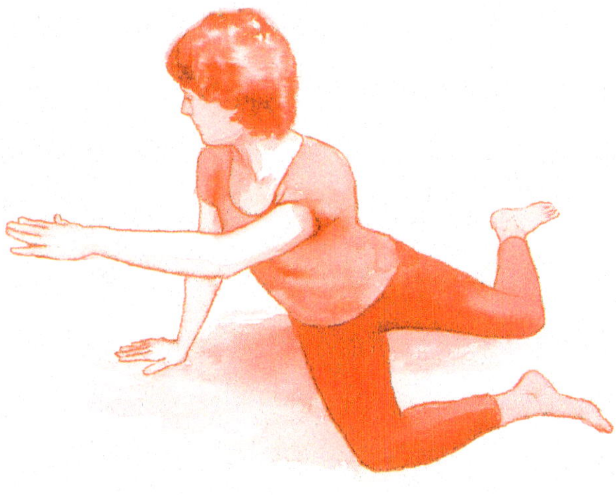

Práctica 47

Para esta práctica necesitas el siguiente material: un taco de madera o un libro que tenga unos seis centímetros de alto y un saquito de veintisiete por treinta centímetros y seis de grosor, relleno de un material que no sea blando. Originalmente la Dra. Ehrenfried, lo utilizaba lleno de Castañas de las Indias, yo lo he rellenado de corcho triturado.

En primer lugar coloca el material en el suelo como puedes ver en el dibujo. A continuación, acuéstate cuidadosamente sobre él, con las piernas flexionadas, de tal modo que la cabeza se apoye sobre el taco y el saco quede encuadrado exclusivamente en la región dorsal.

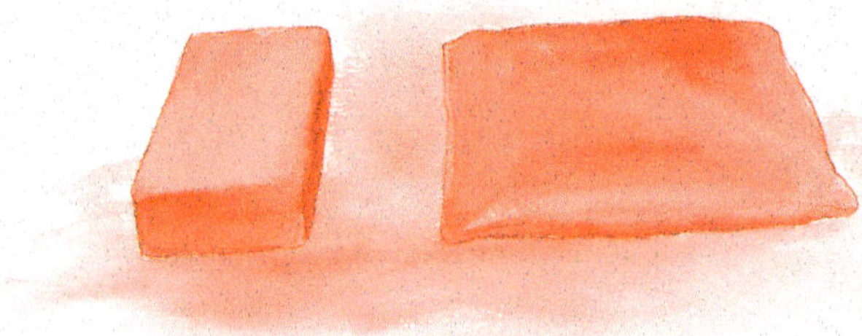

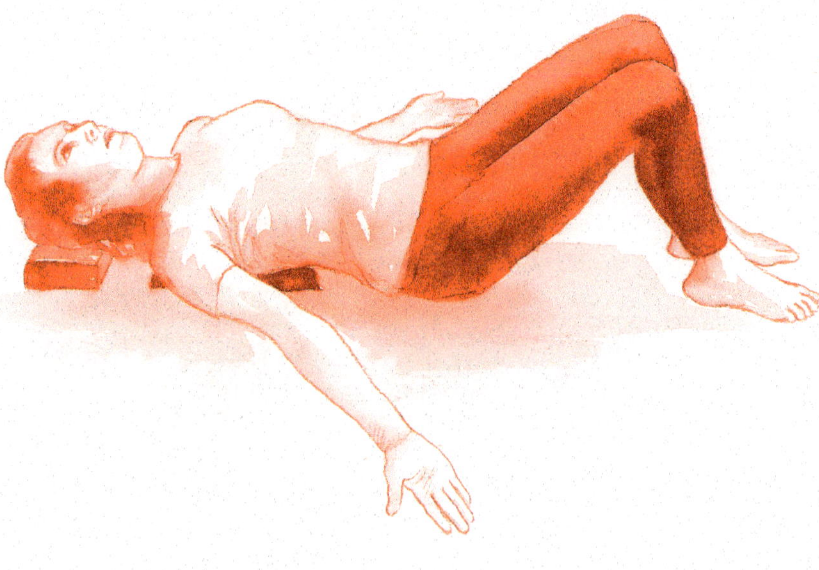

En principio toma unos instantes para adaptarte a la posición respirando libremente y a continuación abre los brazos hasta el ángulo en que sientas cierto estiramiento en el pecho y en los brazos. Permanece unos instantes en esta posición, con la opción de hacer una extensión de las muñecas para sentir un estiramiento aún más global.

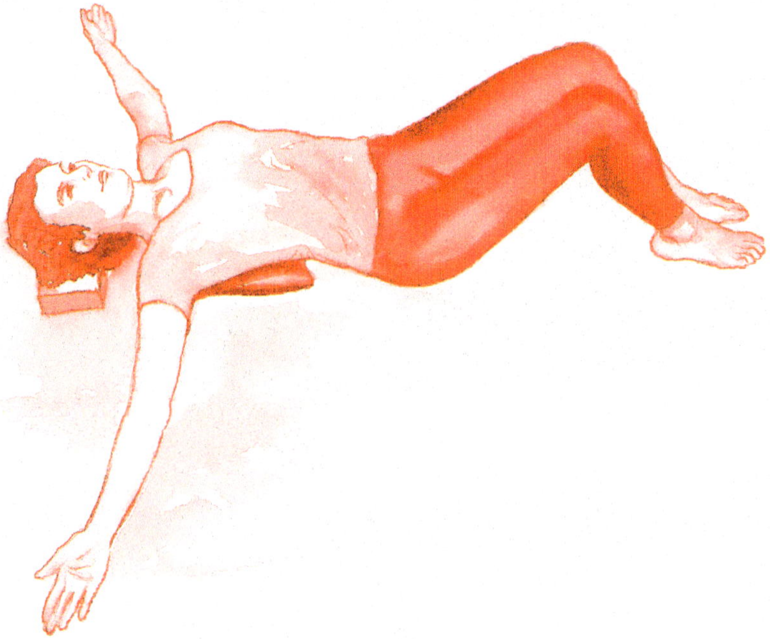

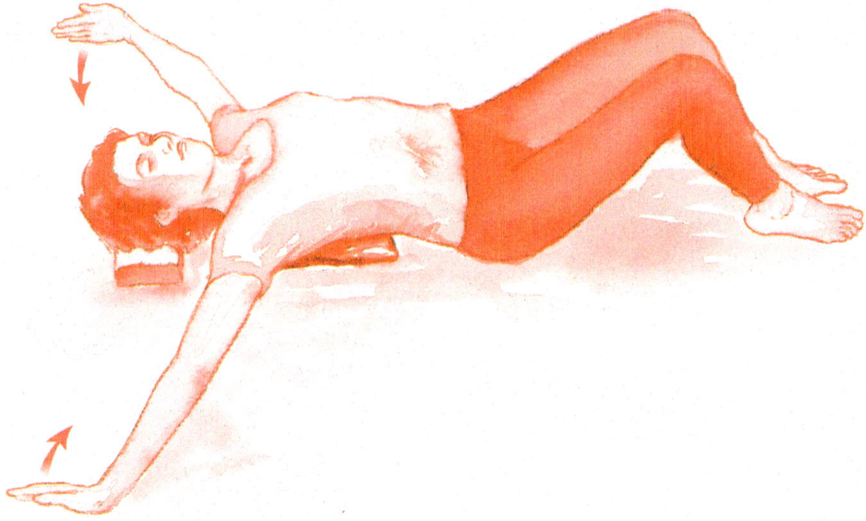

A continuación, puedes con una mano sujetar la cabeza y con la otra retirar el taco, apoyando la cabeza en el suelo siempre que no molesten para nada las cervicales. Vuelve a dejar los brazos abiertos y permanece también unos instantes. Luego puedes estirar muy lentamente las piernas, si así está bien para ti, dándote un tiempo más; también tienes la opción de separarlas.

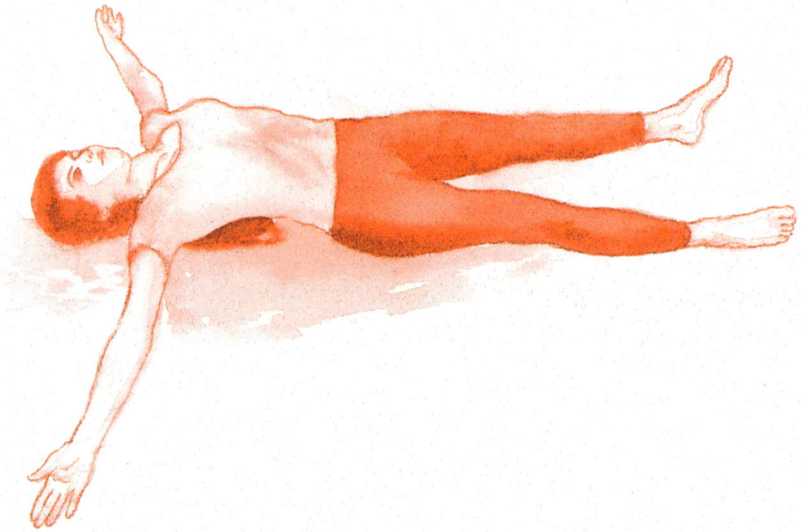

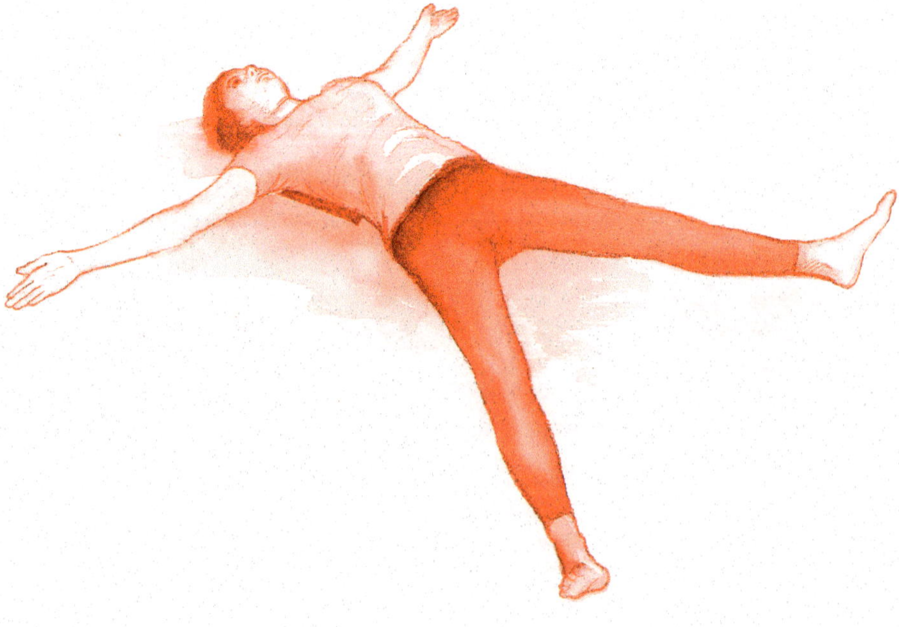

Cuando hayas completado el trabajo, para salir flexiona cuidadosamente una de las dos piernas, gírate suavemente hacia un lado y retira el saco despacio y con cuidado, deja que todo tu cuerpo se apoye en el suelo y tómate un tiempo para observar y disfrutar de la experiencia. Cuando decidas moverte, hazlo consciente y progresivamente.

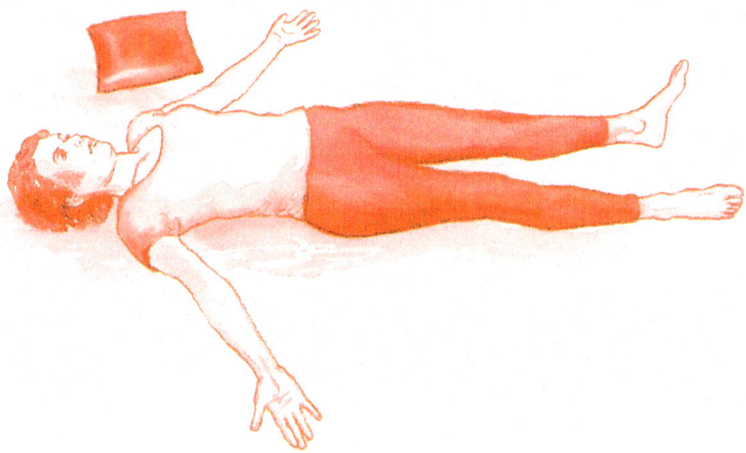

Ahora voy a relatar algunas variantes que como he recomendado anteriormente no debes practicar todas a la misma vez para no hacer la práctica demasiado extensa. Puedes seleccionar dos de ellas.

Cuando en la segunda fase de la práctica todavía permaneces con las piernas flexionadas y la cabeza ya está apoyada directamente en el suelo, podrás realizar las siguientes variantes:

Puedes tratar de apoyar la parte superior de la cabeza haciendo una extensión, como queriendo separar el mentón del pecho, siempre que no molesten las cervicales.

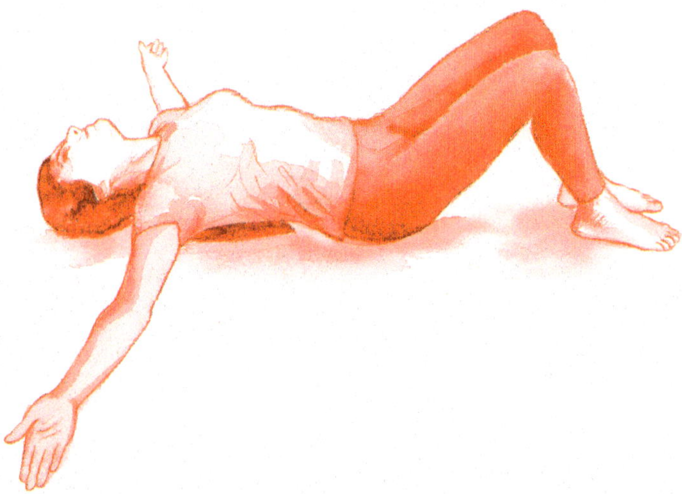

También puedes hacer una pequeña variación de la cabeza, combinando un poco de inclinación con rotación, en este caso es importante que facilites la exhalación haciendo descender especialmente las costillas altas. Puedes ayudarte con las manos para facilitar dicho descenso, acompañándolas exclusivamente durante el tiempo de la exhalación.

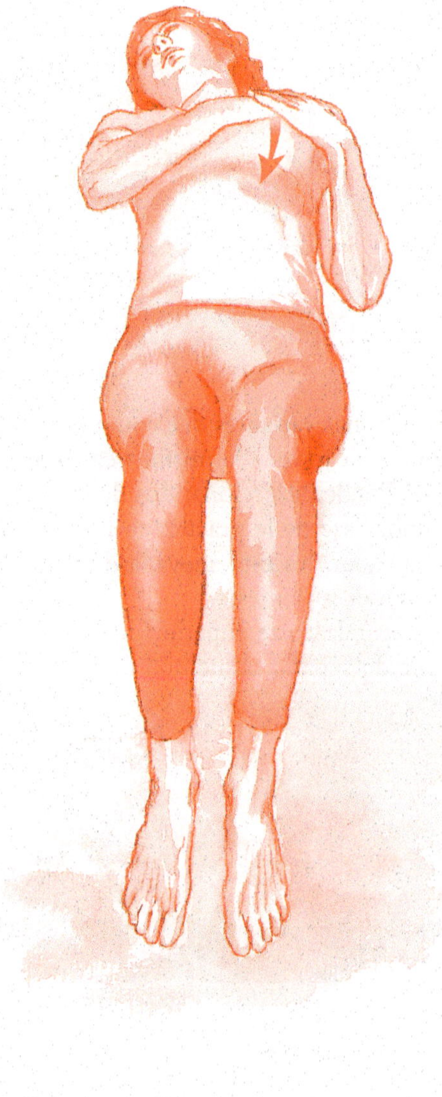

Otra variante consiste en colocar un brazo «en cruz» mientras la cabeza permanece como en la opción anterior. Sigue expulsando el aire mientras creces en el brazo.

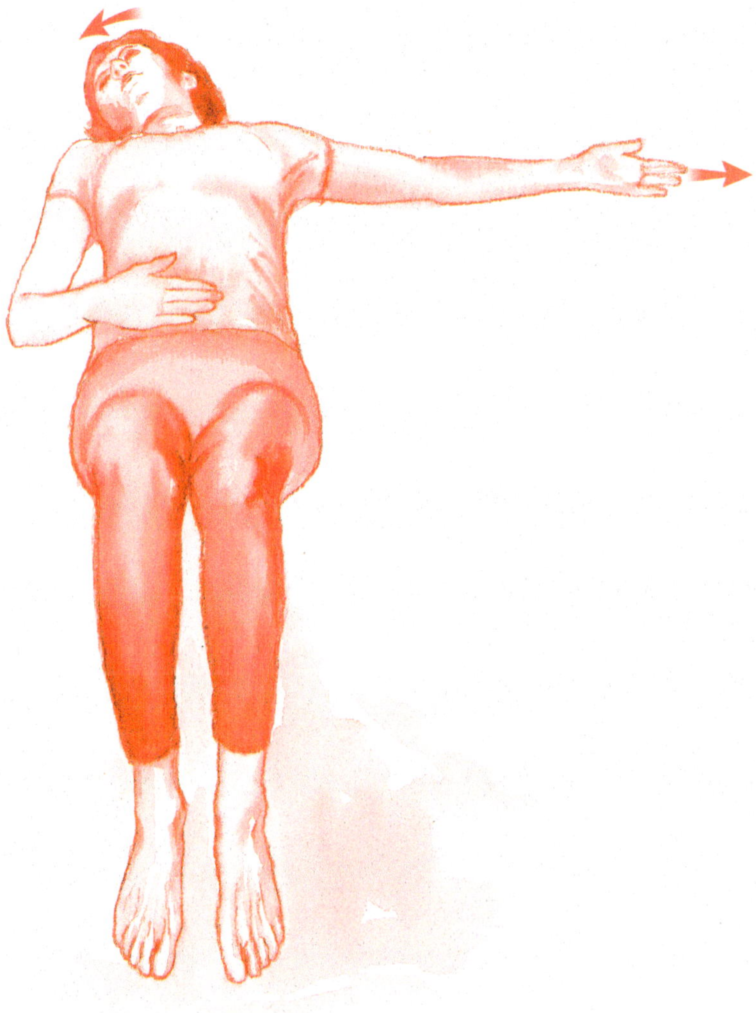

Práctica 48

En esta práctica utilizamos una silla y un soporte para apoyar las manos (puede servir una pila de libros, ajustados a tu altura).

Para llevarla a cabo, busca el apoyo de las manos sobre el soporte, con el fin de descargar el peso del cuerpo. Los pies permanecen paralelos y los dedos largos. A continuación ve levantando poco a poco los glúteos del asiento. Cierta flexión en las rodillas favorece que la columna esté redondeada.

Deja que la cabeza cuelgue para evitar toda tensión en la nuca y respira libremente.

Permanece así unos instantes y vuelve a sentarte lentamente. Haz una pausa y repítelo dos o tres veces.

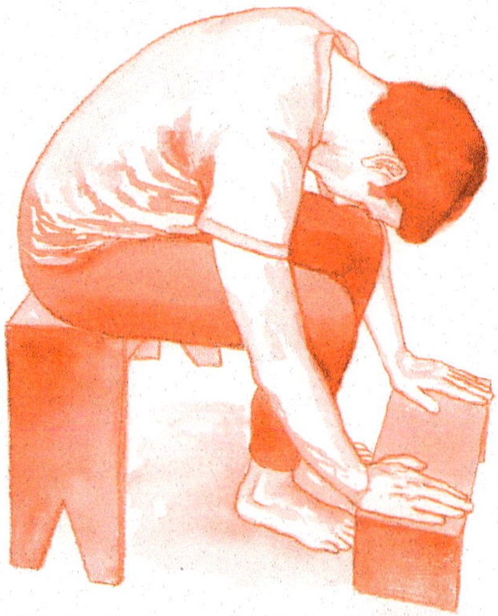

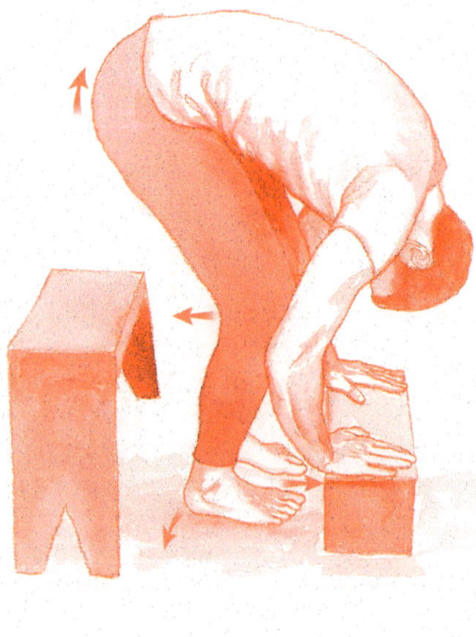

Práctica 49

Preparación: para realizar esta práctica, como acostumbro a decir, previamente haremos una «preinstalación» de la pelvis. Estando acostado/a con la espalda en el suelo, toma con las manos de las rodillas y acércalas suavemente hacia el pecho hasta que el sacro resbale un poquito, como hemos hecho en la «posición de bombeo». Después lleva los pies al suelo, uno tras otro.

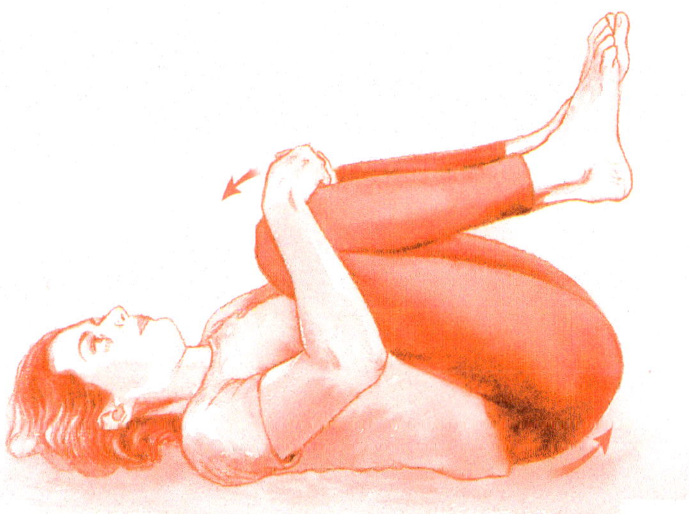

Seguidamente pasa un pie por debajo de la pierna que queda flexionada y lo coges con la mano contraria. Cuidadosamente deja caer la pierna hacia el suelo evitando al mismo tiempo el arqueamiento lumbar.

A continuación, despliega el brazo de ese mismo lado junto a la cabeza, favoreciendo que el tronco se incline ligeramente hacia el lado contrario.

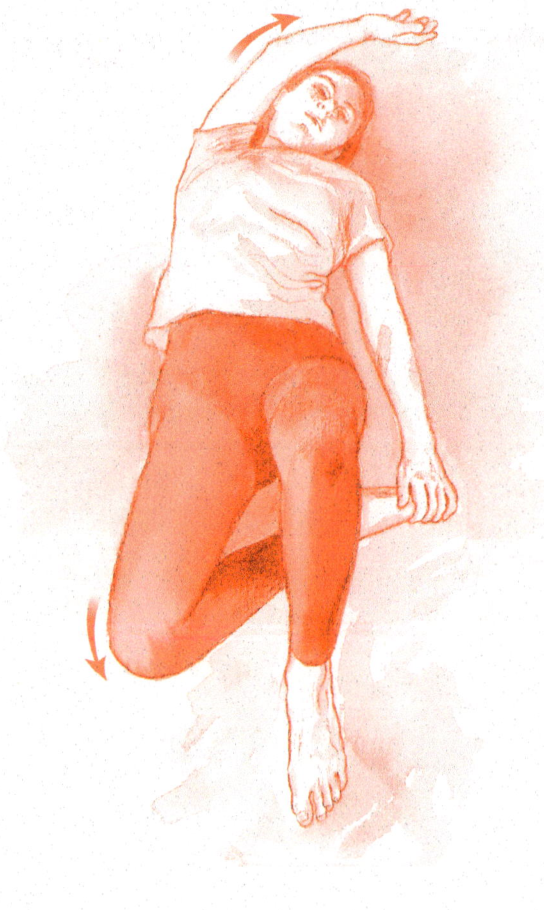

Es importante que facilites la respiración en este costado.

Observaras que en esta posición, las lumbares pueden arquearse un poco, para evitarlo es conveniente que te mantengas vigilante en los abdominales y a la vez puedes hacer un pequeño empuje con el pie que permanece apoyado en el suelo.

Antes de realizar esta posición por el otro lado, toma un tiempo para observar los pequeños cambios y el contraste que puedas sentir entre ambos lados.

También tienes la siguiente variante: tomando como base la posición anterior, despliega la pierna que está flexionada y gira la cabeza hacia el brazo que está junto a ella.

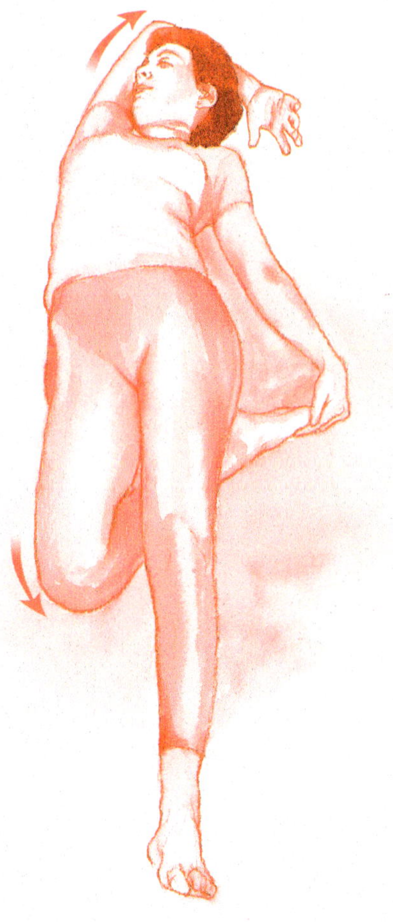

Práctica 50

Para llevar a cabo esta práctica, inicialmente realizamos la siguiente preparación: con la espalda en el suelo y las piernas flexionadas, levanta la pelvis a la vez que empujas con los pies, para que el tronco ascienda ligeramente. Un brazo permanece en escuadra y la otra mano sujeta la cabeza que se apoyará sobre una pelota de espuma o una manta doblada. (La idea es que la escápula permanezca adherida a la moqueta mientras realizas esta maniobra).

Seguidamente deja caer el antebrazo hacia el suelo, al mismo tiempo que con la otra mano desvías la cabeza combinando un poco de rotación con inclinación, haciendo «la nuca larga» y creando espacio entre la oreja y el hombro.

Como tomar la posición

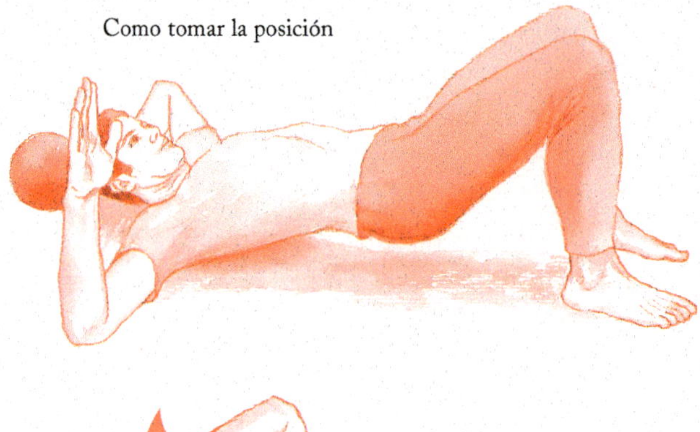

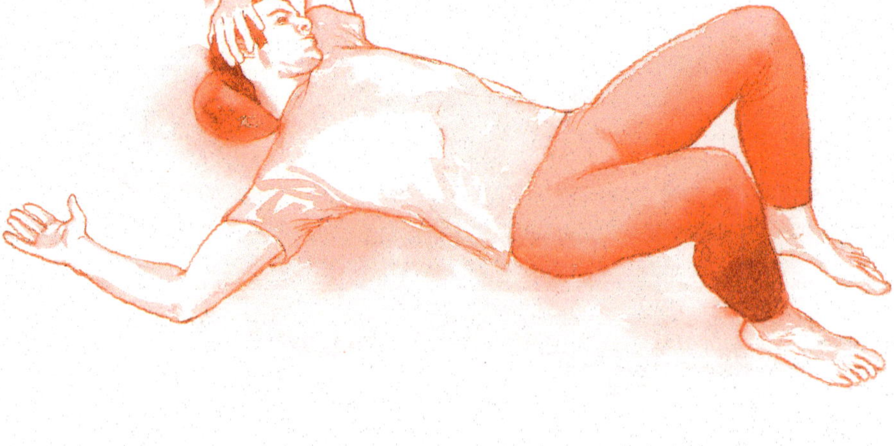

Práctica 51

Con las rodillas separadas y los pies juntos pasa el brazo entre el tórax y el suelo haciéndolo crecer. Al mismo tiempo el tronco y la cabeza están en rotación. Es posible que necesites un cojín para apoyar la cabeza o tal vez te resulte más cómodo apoyarla directamente en el suelo.

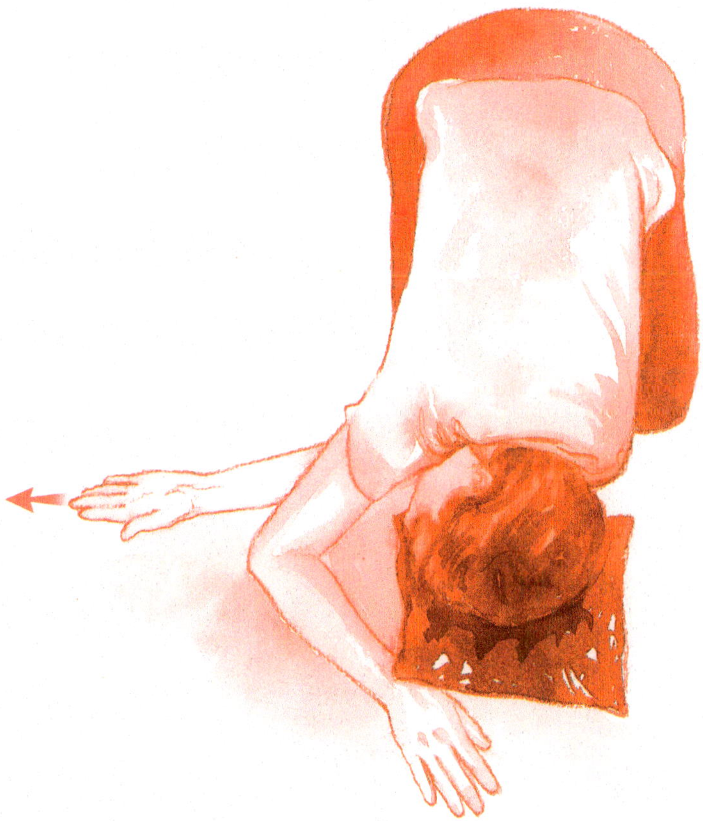

Práctica 52

En esta posición, como preparación, estira con la mano del isquion hacia la pared. Seguidamente conservando la columna alineada estira del pie hacia ti como llevando el talón lejos. No te olvides de respirar durante toda la práctica.

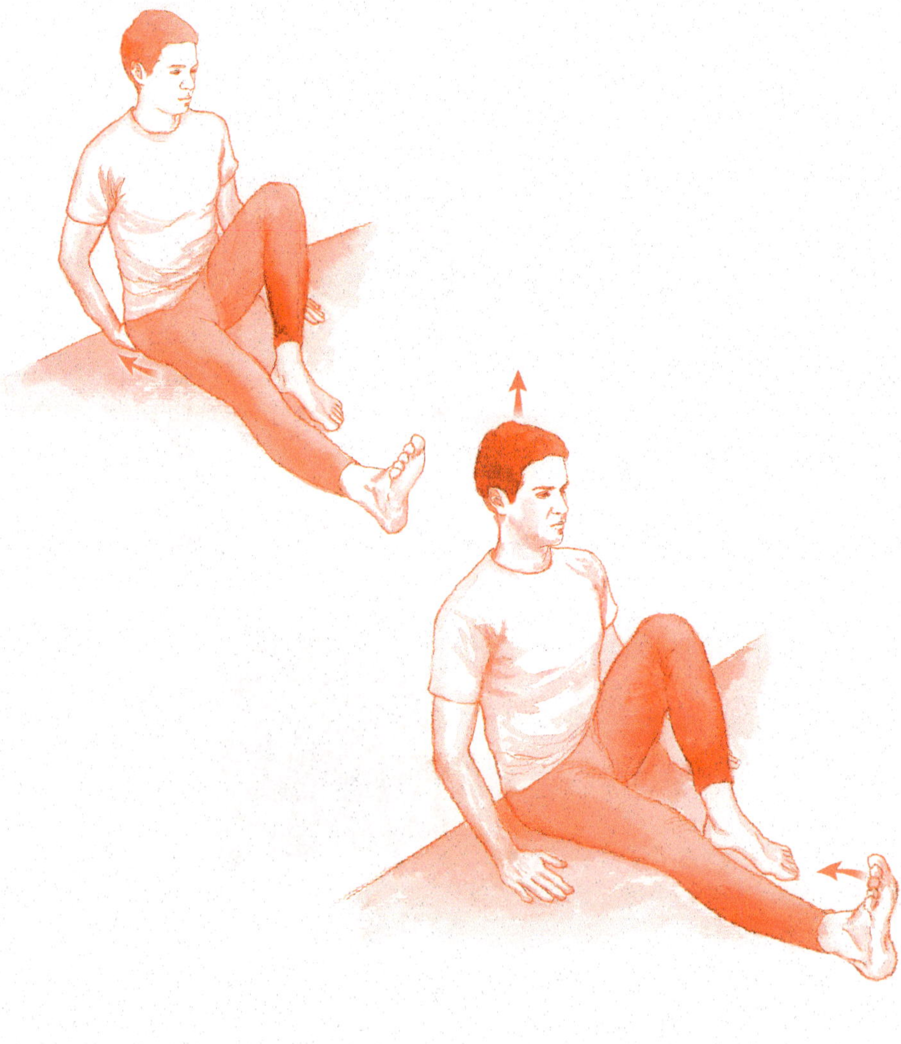

Práctica 53

Como posición de partida colócate de costado con las piernas flexionadas y la cabeza apoyada sobre un cojín o una manta doblada.

Inicialmente un brazo permanece extendido en el suelo y el otro sobre el costado.

En esta práctica el brazo pasará por diferentes posiciones. Para empezar, deja caer hacia el suelo el hombro y el brazo y respira en esta posición unos momentos. Luego, gira la palma de la mano hacia arriba y haz algunos desplazamientos con el brazo, deteniéndote unos momentos en cada uno de ellos. Cuando el brazo llegue a la altura de la cabeza es importante que los hombros vuelvan a estar perpendiculares al suelo.

Facilita la exhalación descendiendo las costillas durante toda la práctica.

En una parte del trayecto el brazo no tocará el suelo, si esto es molesto para ti, puedes utilizar un soporte para apoyarlo.

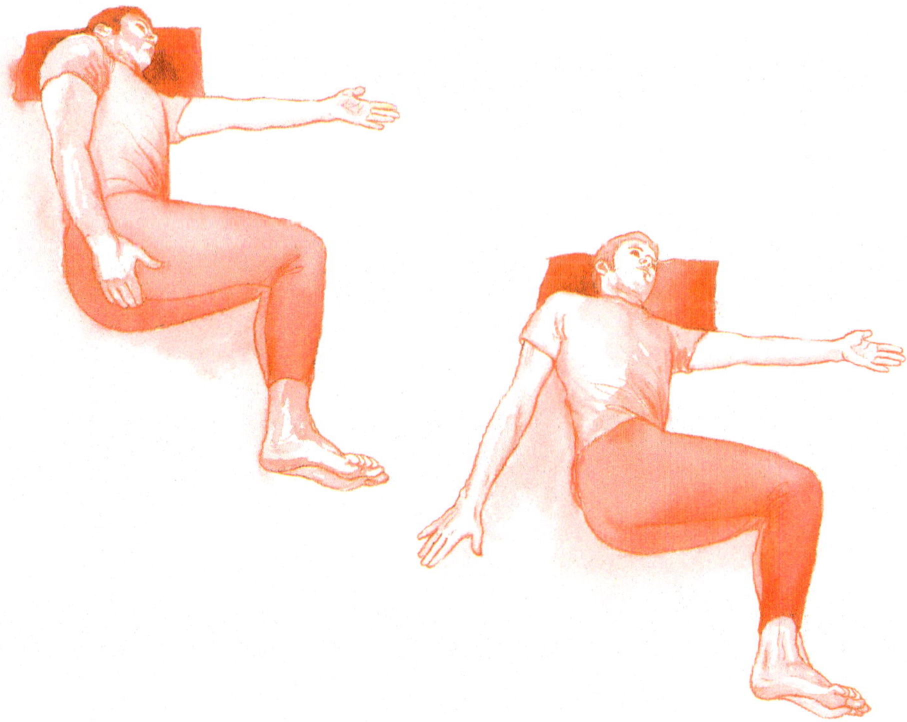

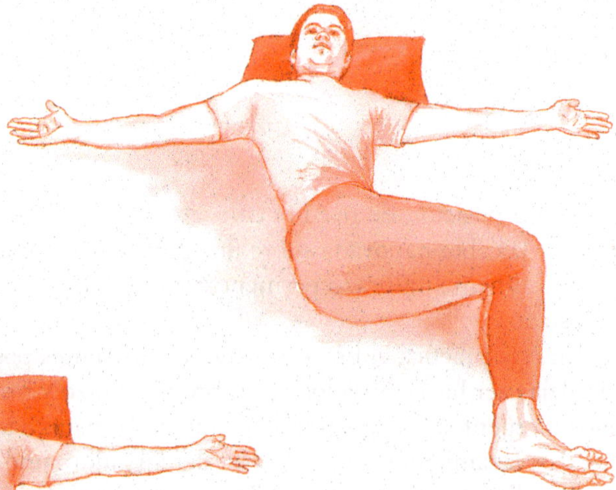

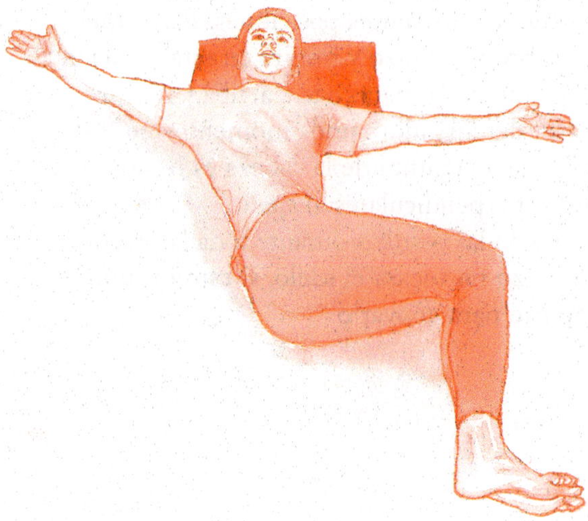

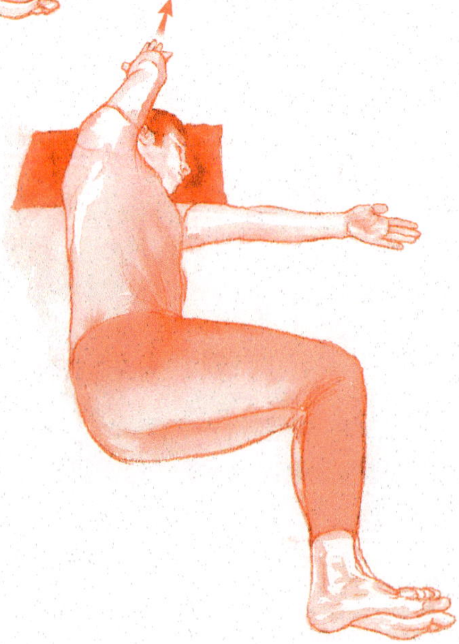

Práctica 54

Con la espalda en el suelo y las piernas flexionadas, cruza las manos entre la cabeza y el suelo para mantener de forma activa «la nuca larga». Seguidamente inspira con amplitud expandiendo el abdomen y trata de evitar que ascienda la caja torácica.

Realiza este tipo de respiración algunas veces y luego descansa para observar como la sientes espontáneamente.

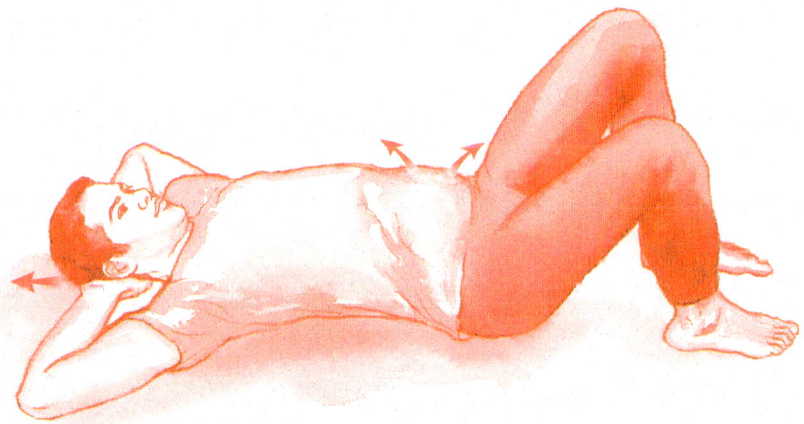

Práctica 55

Toma entre las palmas de tus manos el maxilar inferior y estira de él suavemente hacia abajo como queriendo abrir la boca un poco con tus propias manos. Mantente así durante unos instantes y recuerda, especialmente aquí, que se trata de «poca fuerza, mucho tiempo».

Descansa y repítelo varias veces. Sé cauteloso/a y respeta tus límites, ten presente que estamos estirando músculos de los más potentes de todo el cuerpo.

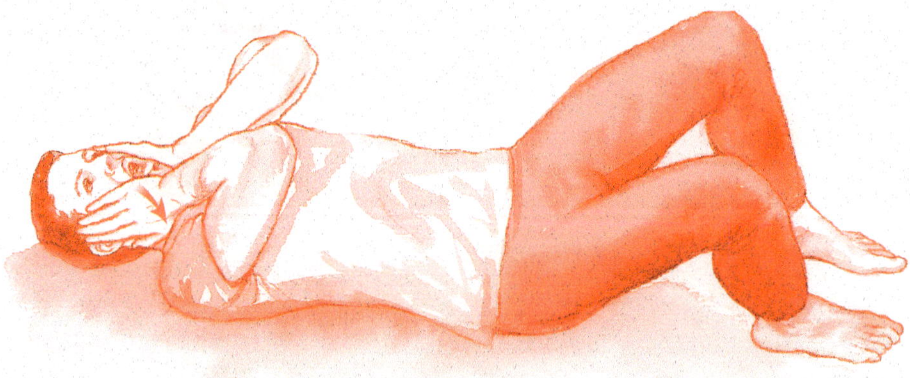

Práctica 56

Para realizar este estiramiento del costado, partimos de la posición a «cuatro patas» y seguidamente caminamos con las manos hacia un lado. De esta manera abrimos en la zona que corresponde a la costura de la camiseta. Es importante que observes como reacciona la respiración en este caso.

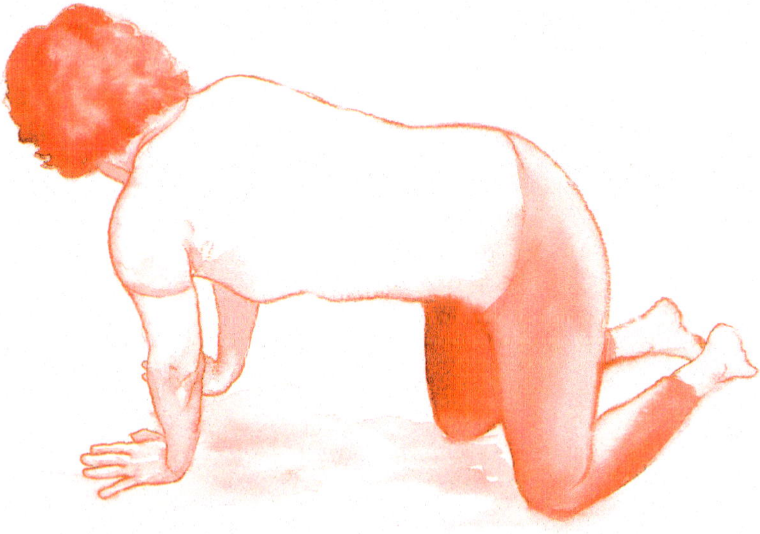

Práctica 57

Material: necesitas un bastón que tenga al menos metro y medio de largo.

Preparación: sentado/a sobre los pies, coloca el bastón vertical a tu lado, y trata de alcanzar con la mano lo más alto que sea posible para ti.

A continuación déjate caer suavemente un poquito hacia ese lado, y permanece ahí unos instantes facilitando que la respiración se adapte libremente.

Toma un tiempo para observar, antes de realizar el otro lado.

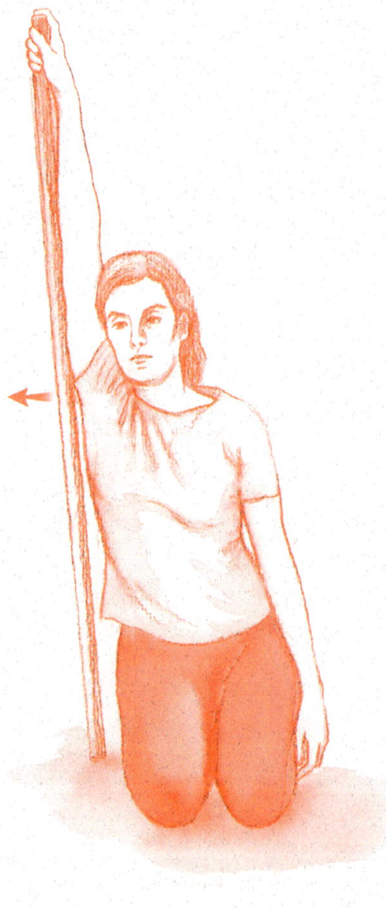

Práctica 58

La espalda en el suelo, las piernas flexionadas y un libro o un taco de madera debajo de la cabeza. Las dos manos están juntas en la parte superior del cráneo, cerca de la frente. Para realizar esta práctica llevarás a cabo dos acciones simultáneas: empujar suavemente los pies contra el suelo para provocar una retroversión de la pelvis y traccionar del tejido que recubre el cráneo en dirección a los ojos. Las dos manos realizan esta tracción sin llegar a deslizarse sobre la cabeza.

Repítelo algunas veces conectando con la exhalación.

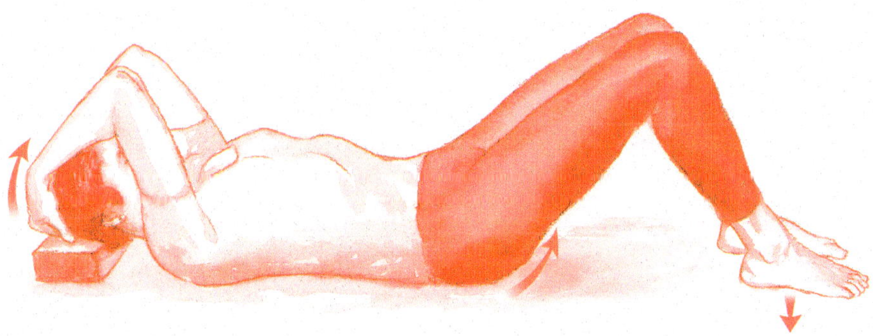

Prácticas 59 y 60

Como verás, para estas prácticas necesitas localizar algo que sirva para agarrarte con las manos. Tanto de pie como en cuclillas, se trata de utilizar la barra para dejarte caer hacia atrás mientras la cabeza cae libremente hacia abajo. Observa como reacciona tu respiración mientras practicas.

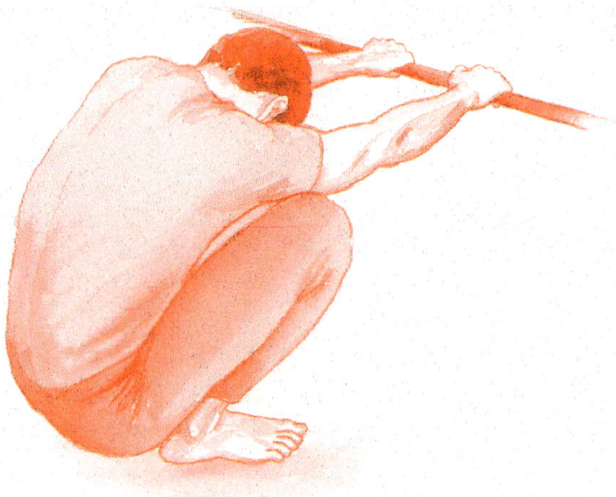

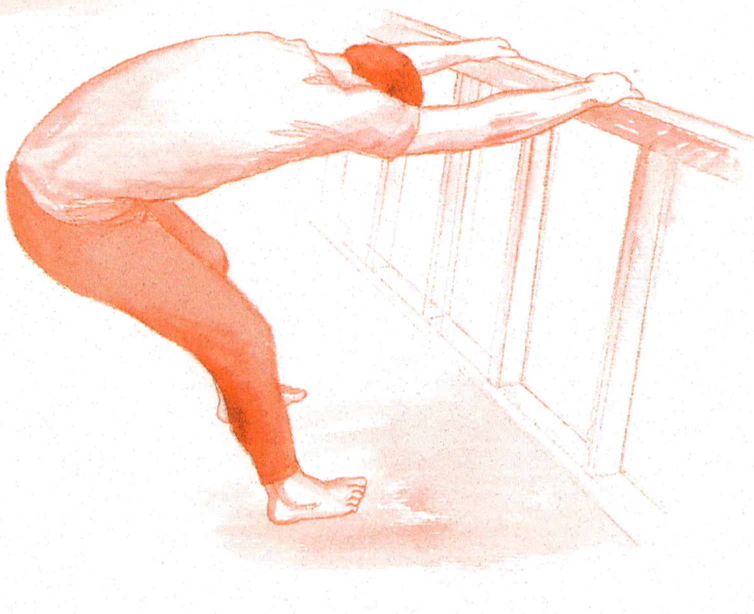

Práctica 61

Para esta práctica necesitas un tubo de cartón o de fontanería que tenga nueve centímetros de diámetro y un metro de longitud. Es conveniente que lo recubras para que no te resulte demasiado duro, puede servirte una manta o algo semejante.

Para tomar la posición, coloca el tubo a tu lado mientras permaneces con la espalda en el suelo y las piernas flexionadas. A continuación apoya un brazo en el suelo al otro lado del tubo mientras colocas cuidadosamente tu columna sobre él. Inicialmente toma unos instantes para adaptarte respirando libremente. Después busca una apertura de los brazos que favorezca su estiramiento junto con el pecho. Permanece ahí unos instantes.

Tienes la opción de hacer una extensión de las muñecas para globalizar más el estiramiento.

Para salir de la posición, recoge un poco los brazos y déjate caer suavemente, controlando el movimiento. Después toma un tiempo para observar con la espalda en el suelo y trata de darte cuenta de cuales son los cambios que experimentas.

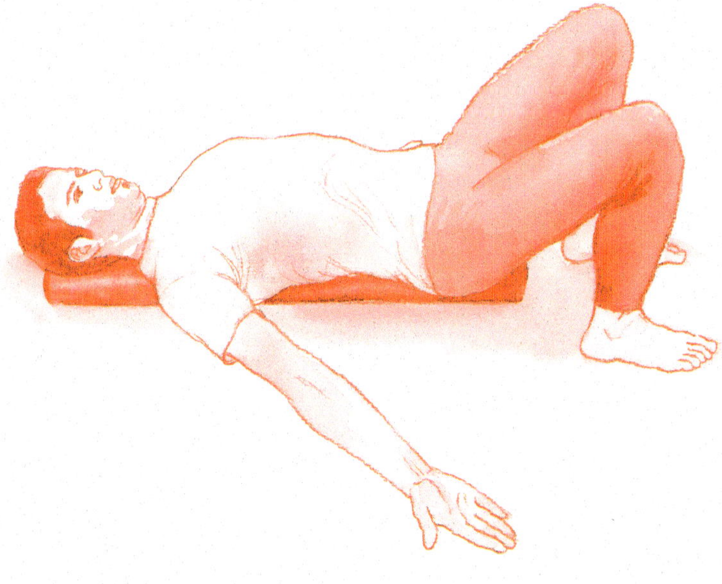

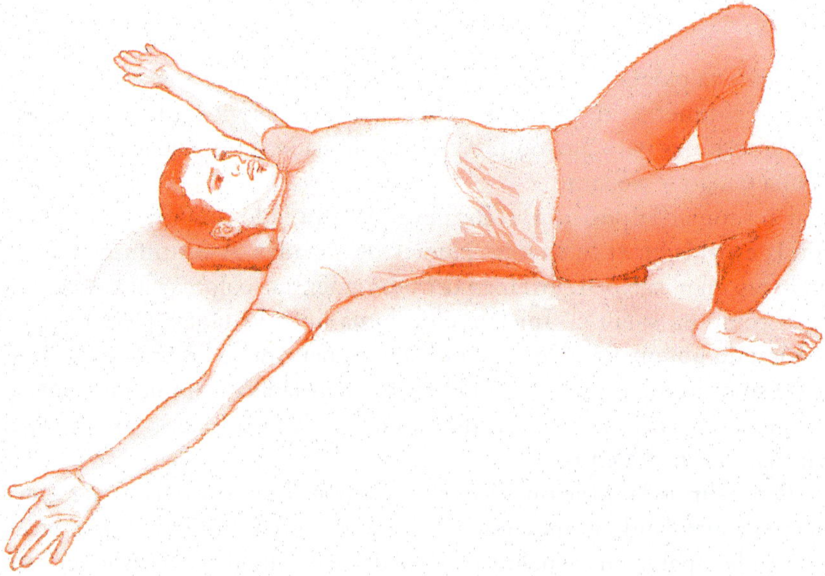

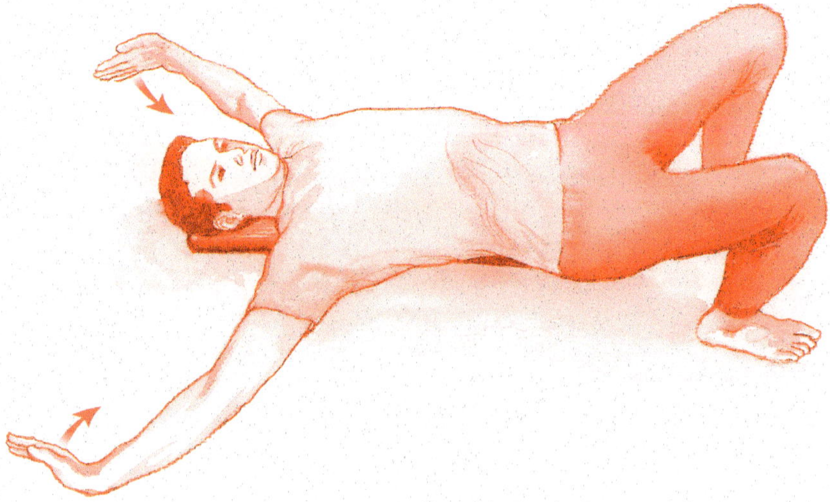

Práctica 62

Con la espalda en el suelo y las piernas flexionadas despliega el brazo hacia arriba, con la palma de la mano mirando al techo. Seguidamente, flexiona el codo de manera que la mano quede apoyada en el suelo, junto a la cabeza. Con la otra mano toma del codo y empuja un poco hacia el suelo y un poco hacia atrás.

Antes de realizar el trabajo por el otro lado, toma un tiempo de descanso y observa tus sensaciones.

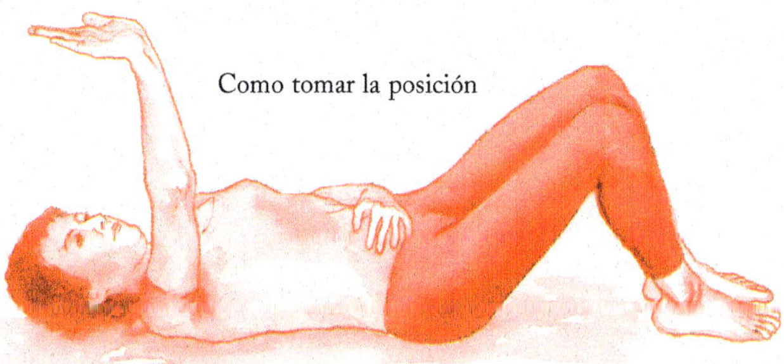

Como tomar la posición

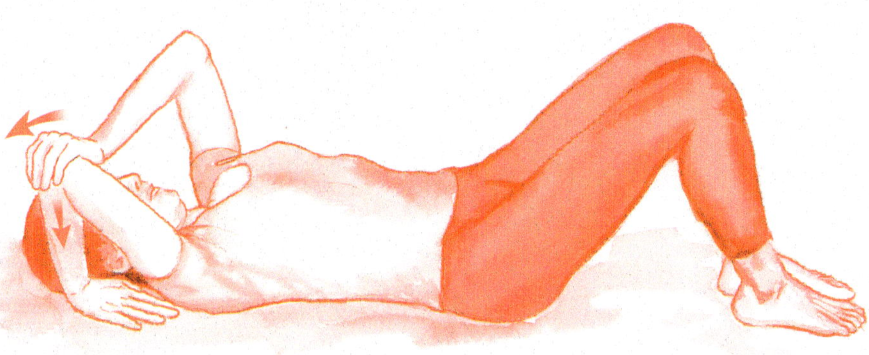

Práctica 63

Preparación:

Sentado/a frente a la pared con las piernas abiertas, busca la apertura a la que tú puedes llegar espontáneamente.

Seguidamente flexiona las piernas y acércate un poquito más a la pared.

A continuación, vuelve a separar otra vez las piernas y al mismo tiempo ve descendiendo con la ayuda de los brazos, hasta apoyar la espalda en el suelo. Comprobarás como el efecto es que la pared mantiene tus piernas abiertas. Si la sensación es demasiado intensa, debes separarte un poquito hasta que esté bien para ti.

En esta práctica es muy importante conservar la pelvis en retroversión. Si aún así hubiera una pequeña molestia lumbar, es mejor no realizarla.

Como tomar la posición

1

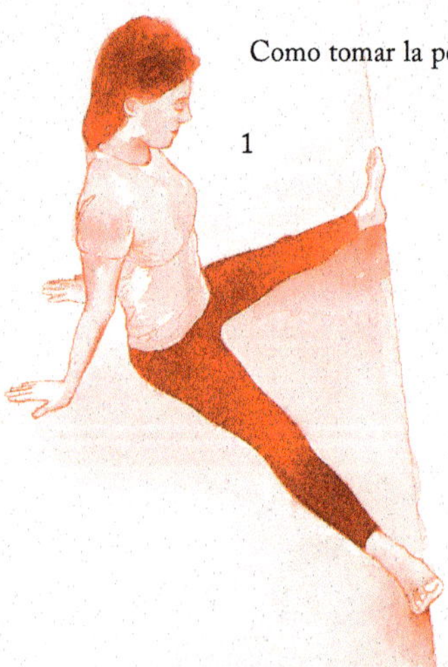

2

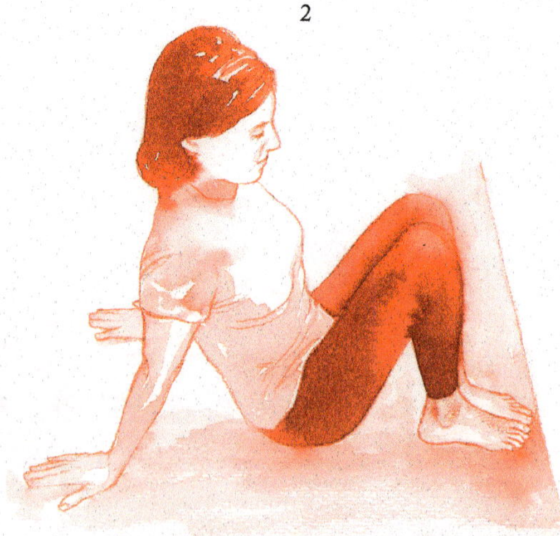

3

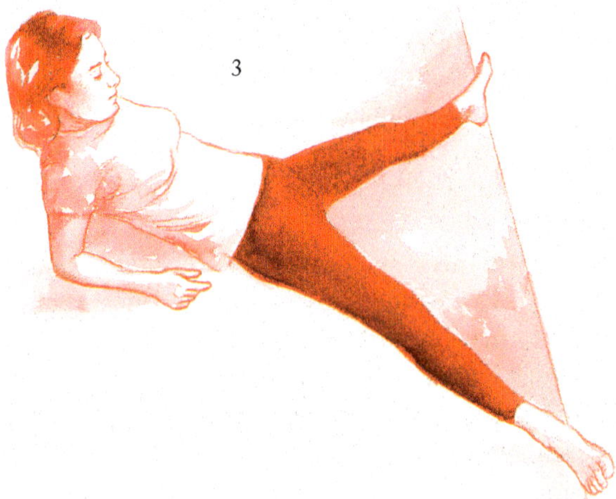

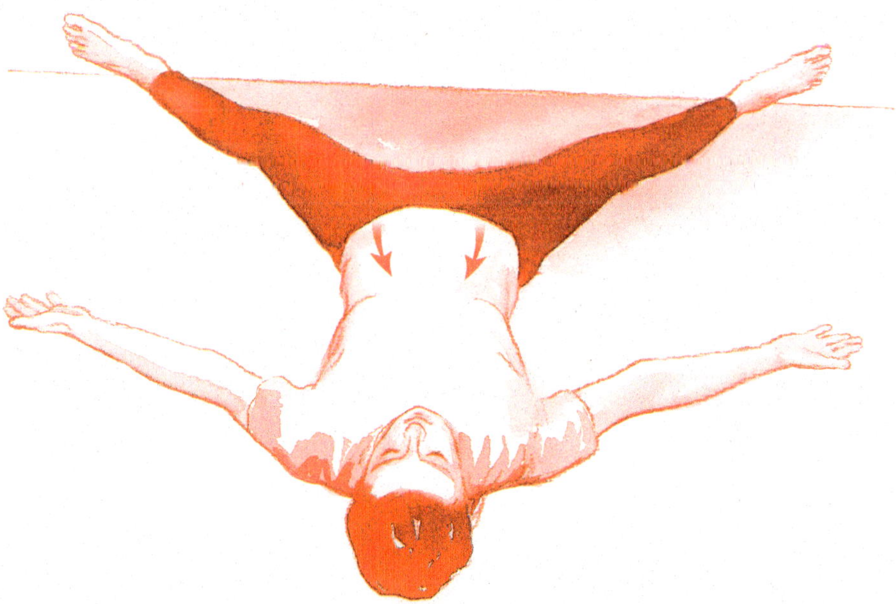

Práctica 64

Material: necesitas un bastón de aproximadamente un metro (depende de la longitud de tus brazos) y un cojín o algo semejante para dar apoyo a tu cabeza. Hemos puesto unos tacos de goma en los extremos del bastón para que no moleste en las manos.

De costado, formando una escuadra entre las piernas y el tronco, coloca el cojín debajo de la cabeza.

Con la mano del brazo que permanece en contacto con el suelo, tomas por un extremo el bastón, el otro brazo queda extendido y con la mano coges del otro extremo (o todo lo más lejos que puedas alcanzar).

Como puedes ver, el brazo y el bastón están orientados por delante de la cara y hay un pequeño empuje de una mano hacia la otra, como para hacer crecer el brazo que permanece desplegado.

Es importante dejar la escápula libre, sin tensiones, para facilitar el estiramiento en esta zona.

Observa como sientes la respiración en este trabajo.

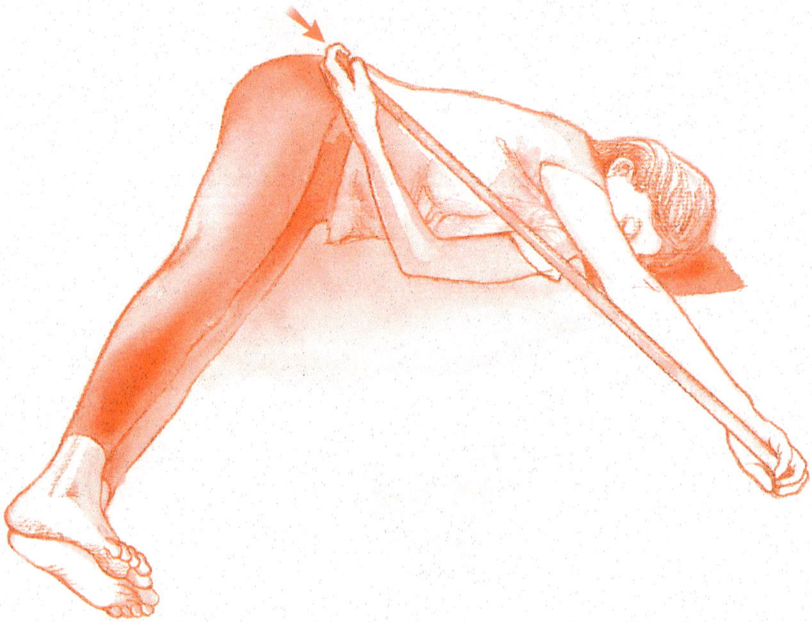

Esta practica también puedes llevarla a cabo con un bastón un poco más largo.

En este caso debes colocar un cojín o una toalla doblada en la cadera para apoyar el bastón. Oriéntalo como en la posición anterior y trata de coger con la mano lo más lejos que puedas.

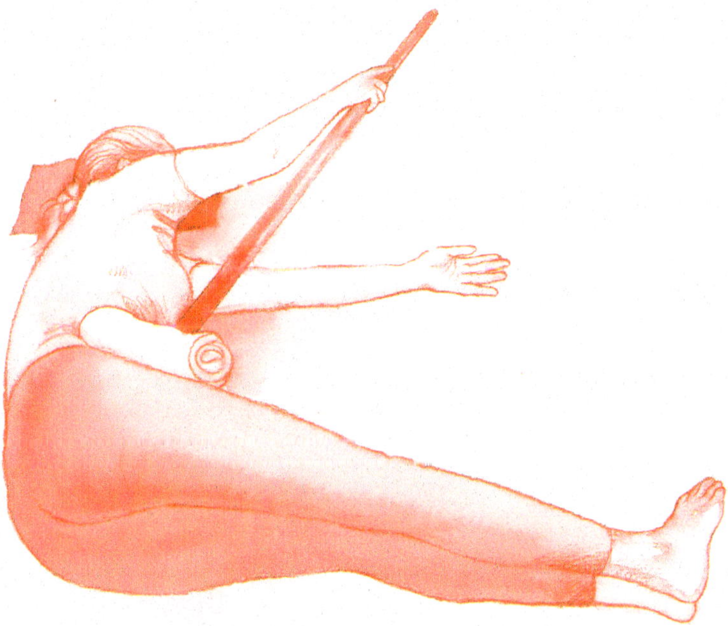

Práctica 65

En esta práctica utilizamos un taco de madera de unos seis centímetros de alto y doce o trece de ancho, con los cantos redondeados.

En primer lugar, colócate de pie sobre él, verás que sólo el contacto te proporciona un gran automasaje en la planta de los pies. Seguidamente ve resbalando lentamente los talones hasta apoyarlos en el suelo. Permanece ahí unos instantes y luego vuelve a subir sobre el taco. Puedes repetirlo algunas veces, al igual que puedes desplazarte hacia delante buscando el suelo con los dedos.

Después de la práctica es conveniente observar como sientes de nuevo el contacto con el suelo, tanto estando de pie como caminando.

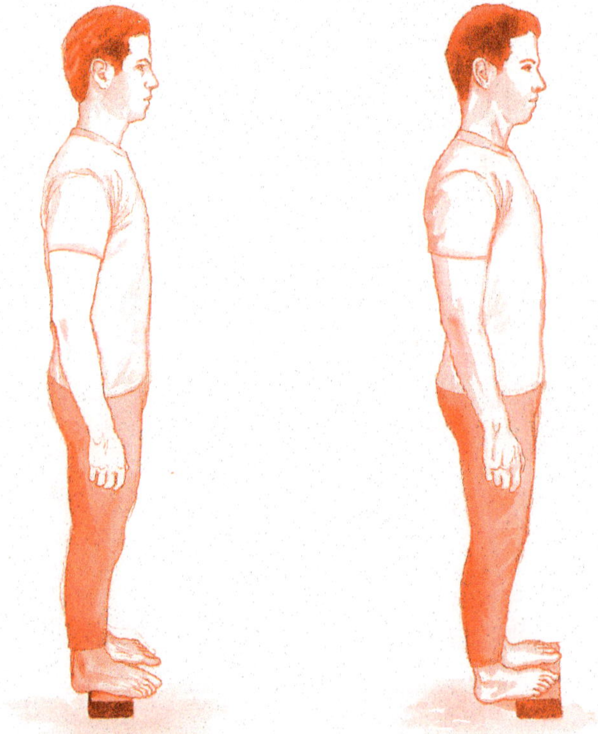

Al terminar la sesión te recomiendo que observes de pie tu cuerpo en el espacio: ¿cómo es tu relación con la tierra?, ¿cómo se organizan ahora tus piernas?, ¿qué orientación tiene tu pelvis?, ¿cómo sientes tu columna vertebral?, ¿cómo es la sensación en el tórax, los hombros y los brazos?, ¿cómo experimentas tu respiración?, ¿cómo se encuentra el cuello y la cabeza?

Este momento es muy importante para poder registrar los pequeños cambios corporales, tratando de ser consciente de ellos.

Observa también como percibes tu entorno. Cómo te sientes internamente.

Camina un poco para observar como experimentas el movimiento.

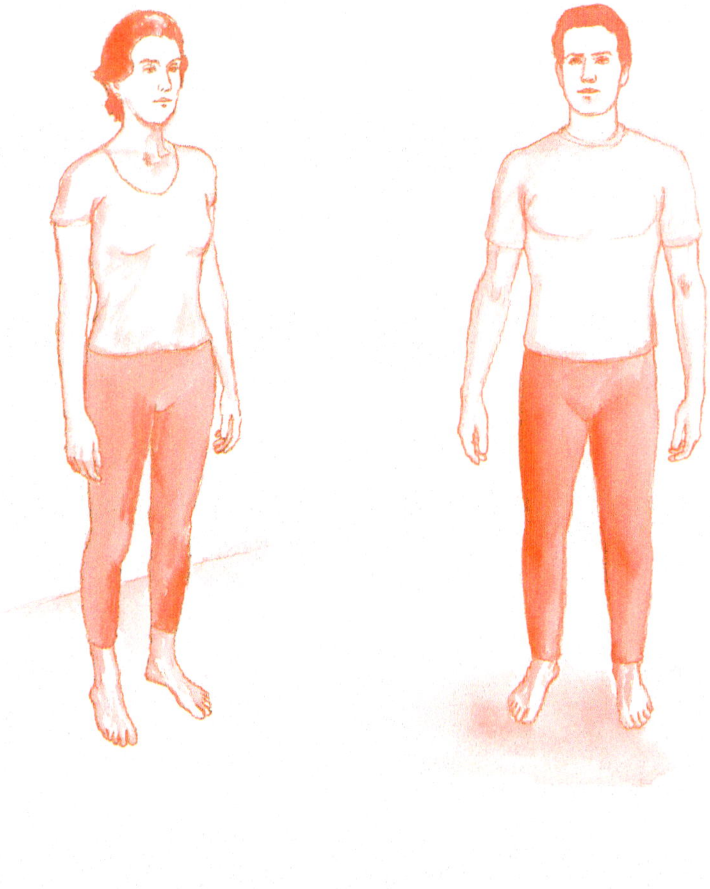

TERCERA PARTE

ALGUNAS SESIONES A MODO DE EJEMPLO

Ejemplo 1

①

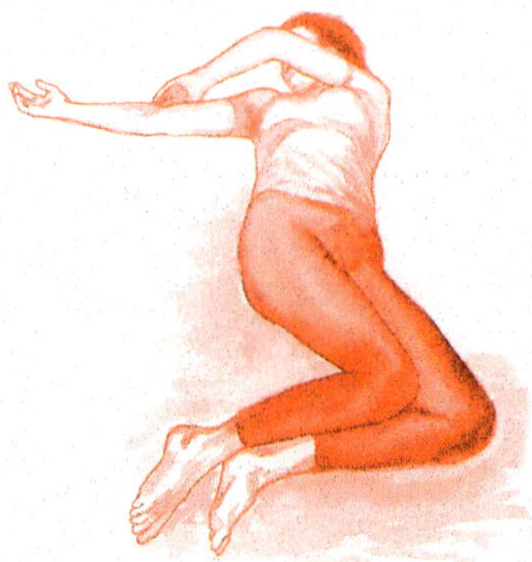

Práctica 9

②

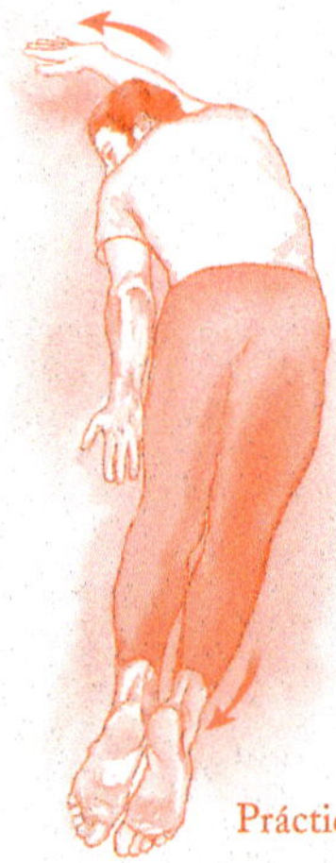

Práctica 2

③

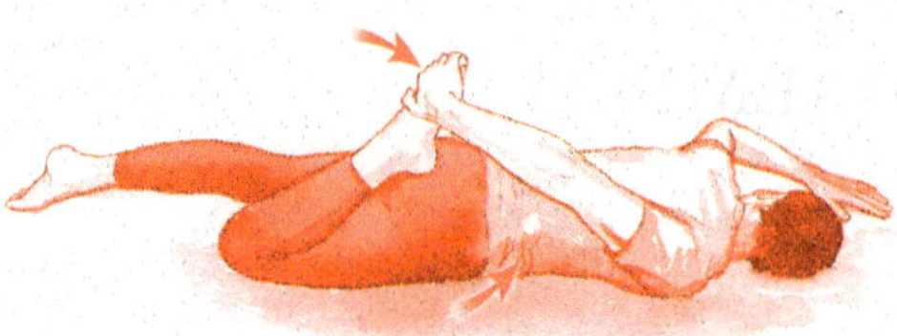

Práctica 1

④

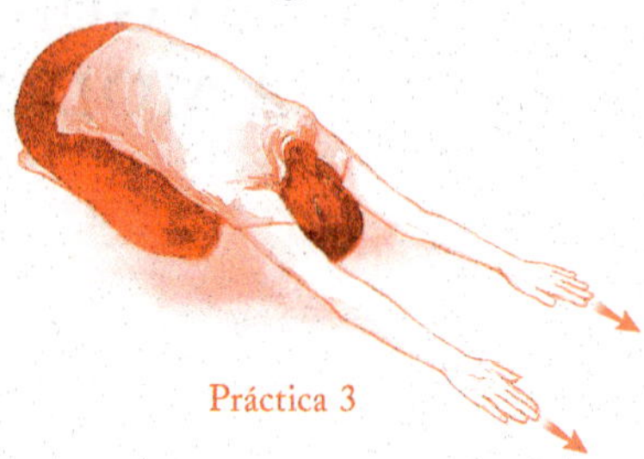

Práctica 3

⑤

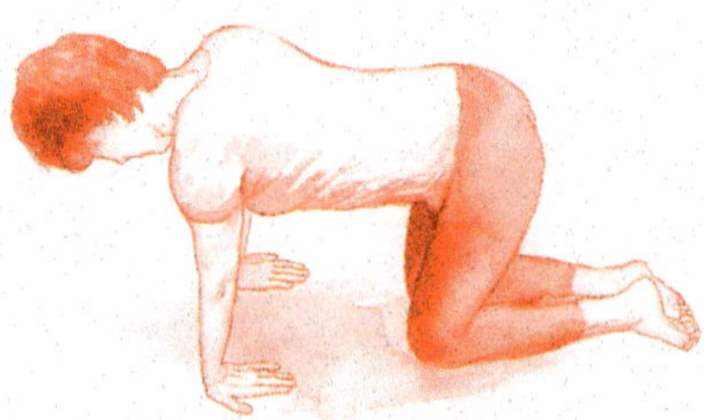

Práctica 12

⑥

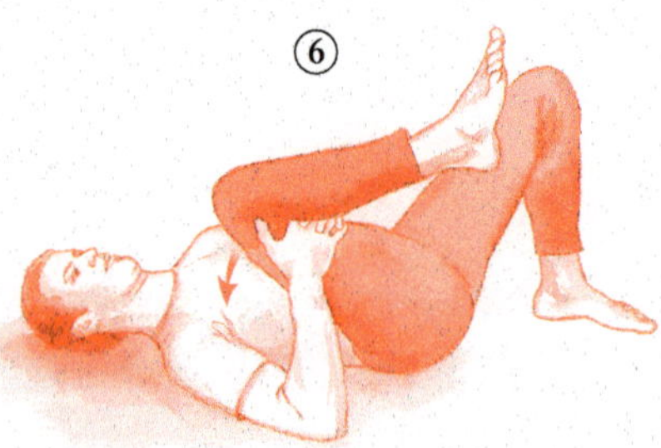

Práctica 5

⑦

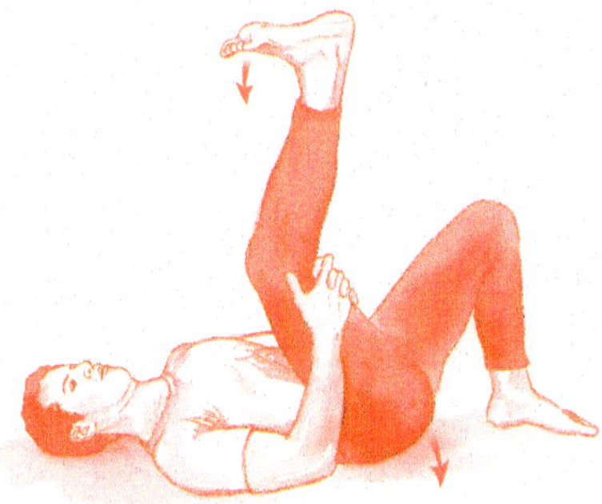

Práctica 5

⑧

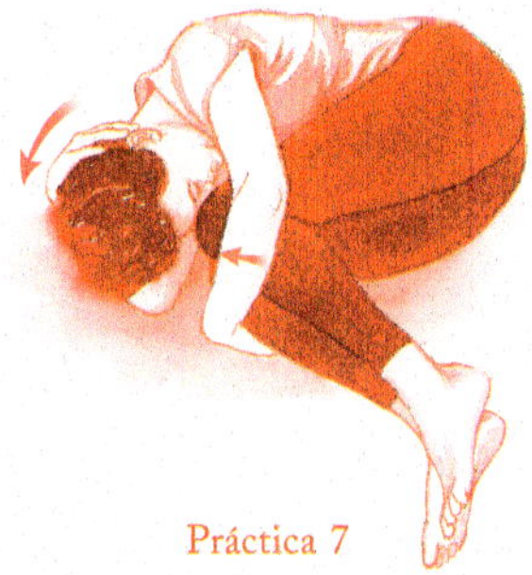

Práctica 7

⑨

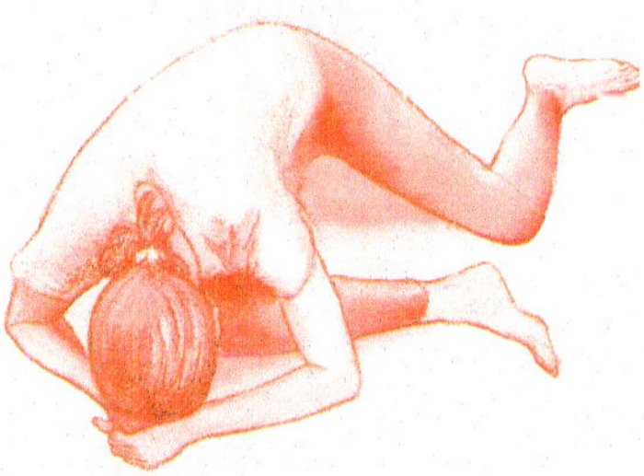

Práctica 22

⑩

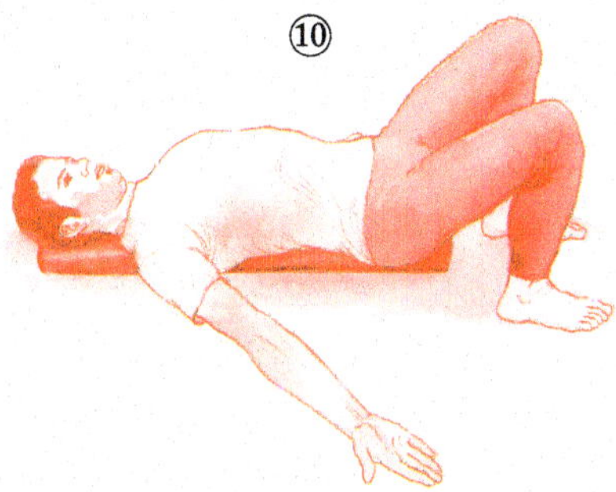

Práctica 61

⑪

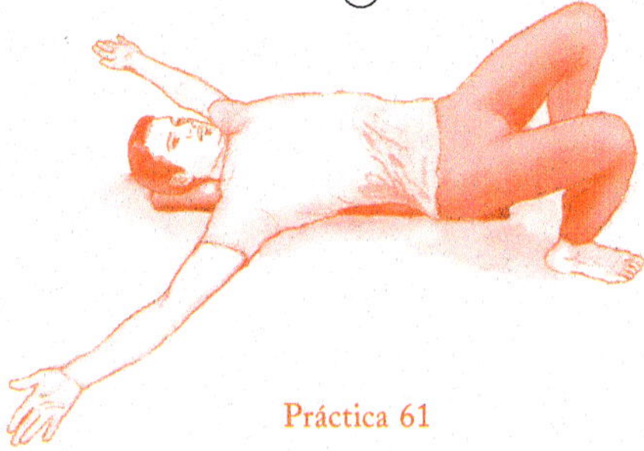

Práctica 61

⑫

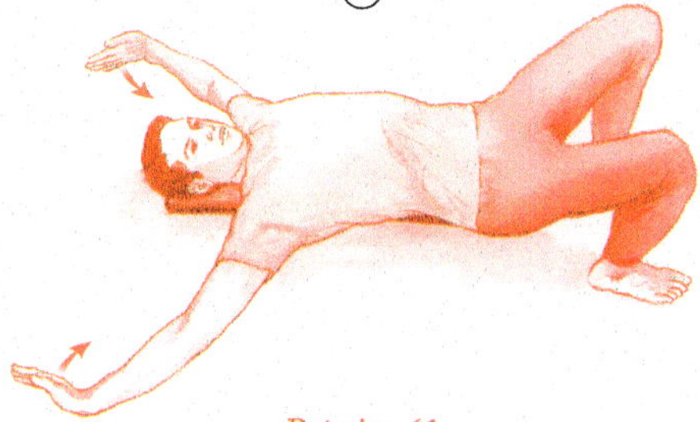

Práctica 61

Ejemplo 2

①

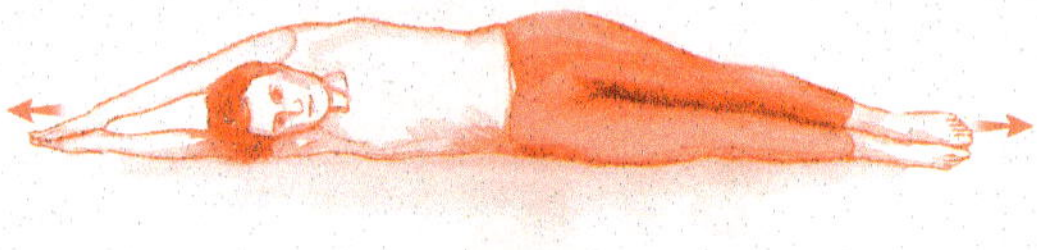

Práctica 29

②

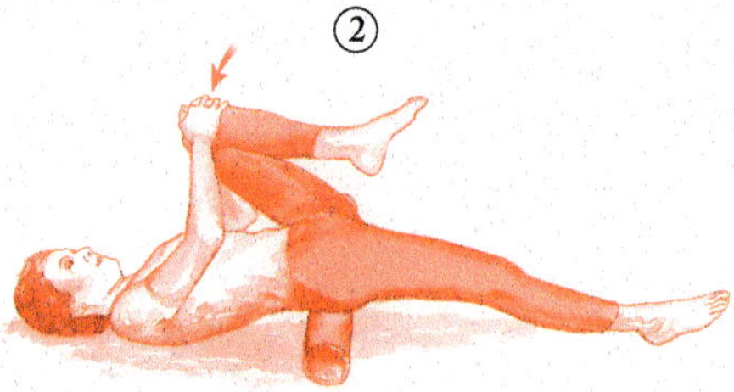

Práctica 8

③

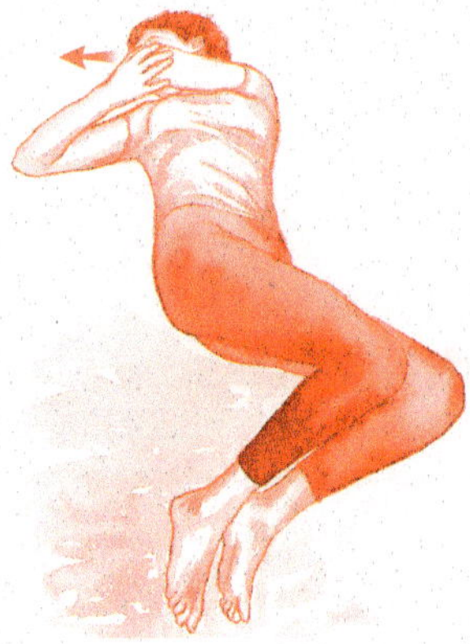

Práctica 9

④

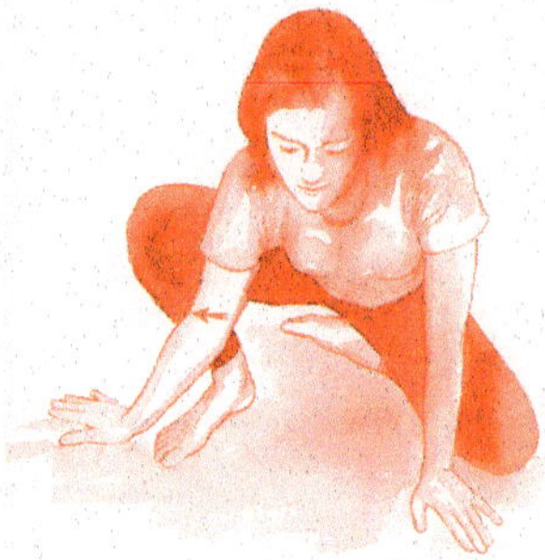

Práctica 11

⑤

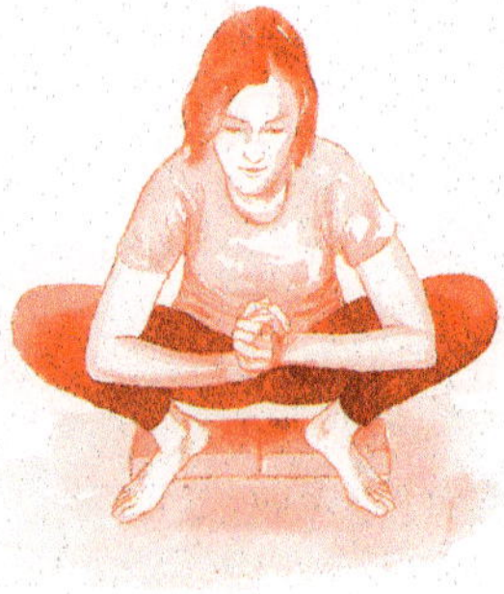

Práctica 11

⑥

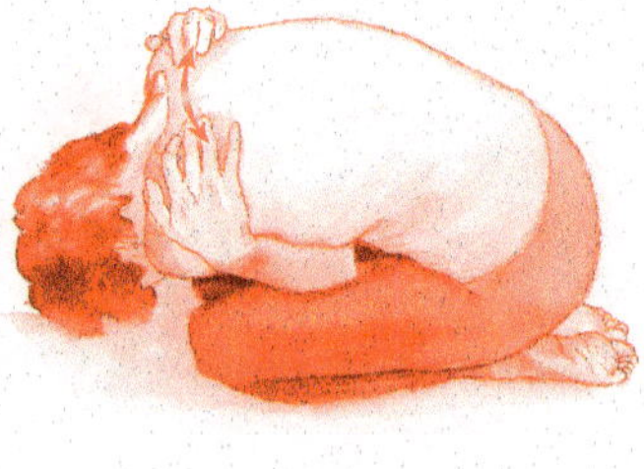

Práctica 17

⑦

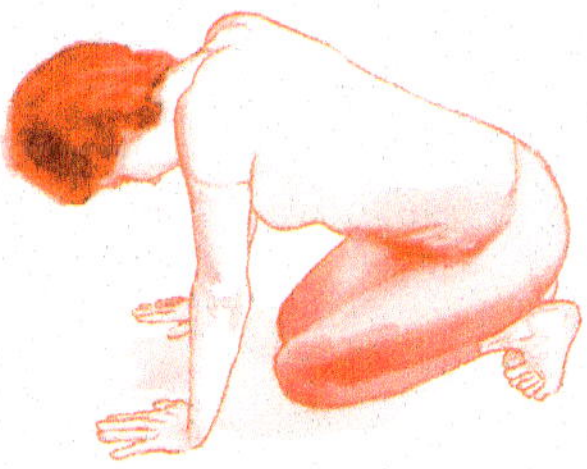

Práctica 13

⑧

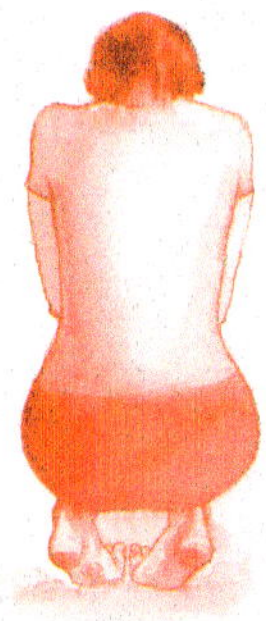

Práctica 13

⑨

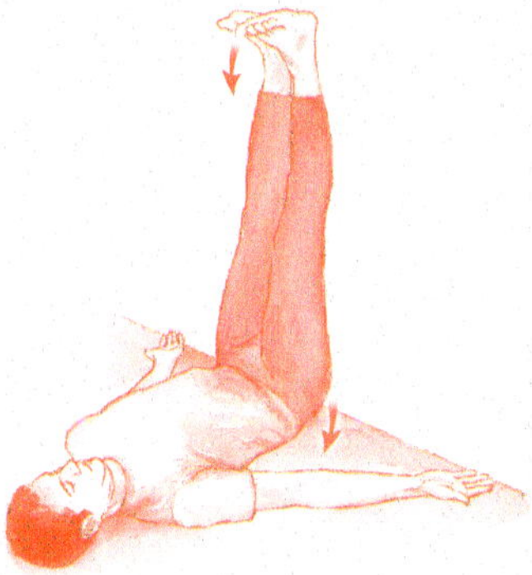

Práctica 15

⑩

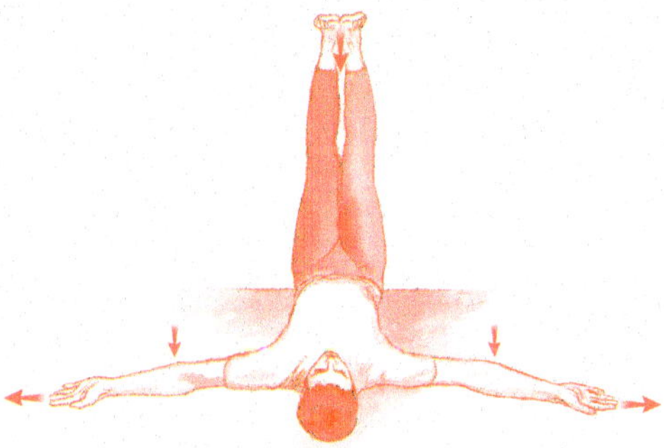

Práctica 15

⑪

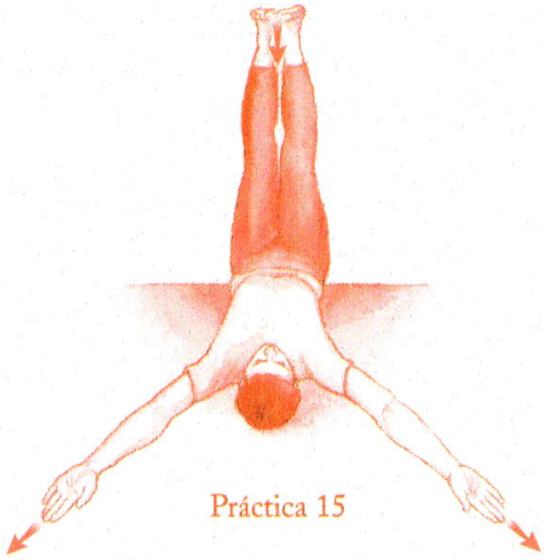

Práctica 15

⑫

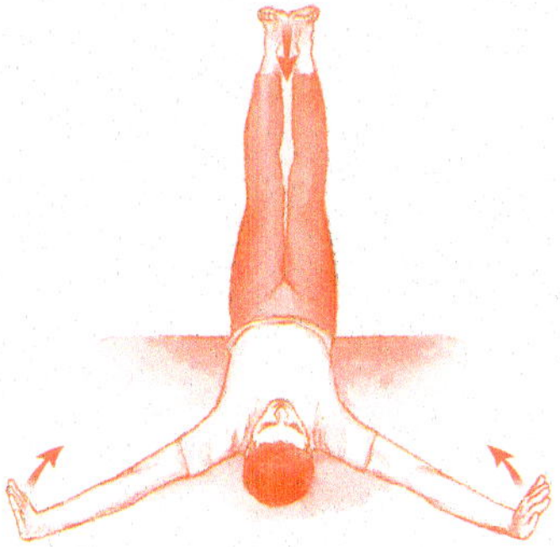

Práctica 15

Ejemplo 3

①

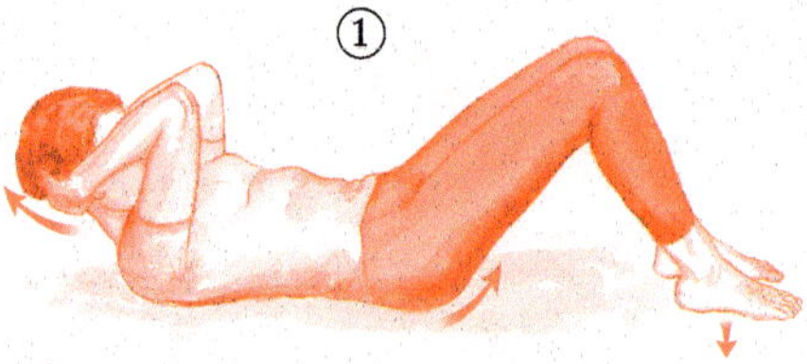

Práctica 20

②

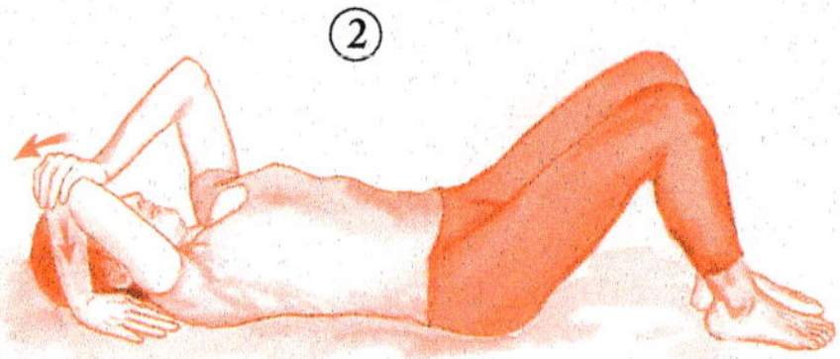

Práctica 62

③

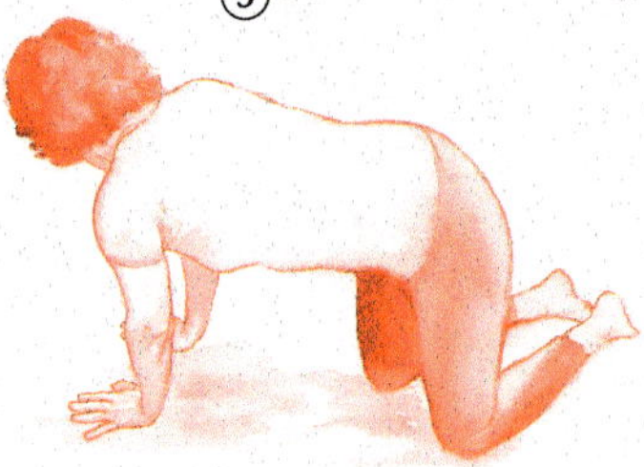

Práctica 56

④

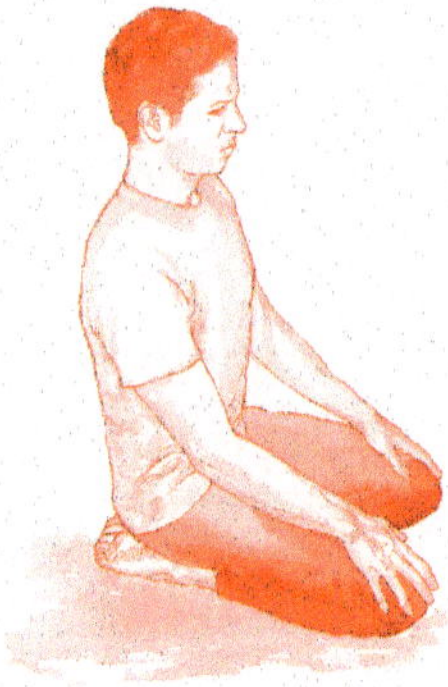

Práctica 43

⑤

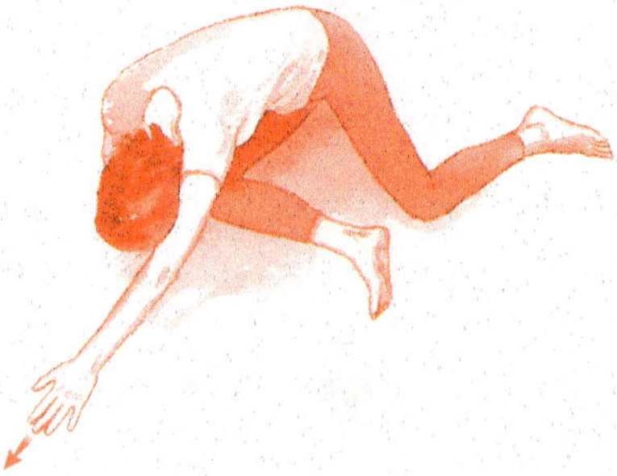

Práctica 22

⑥

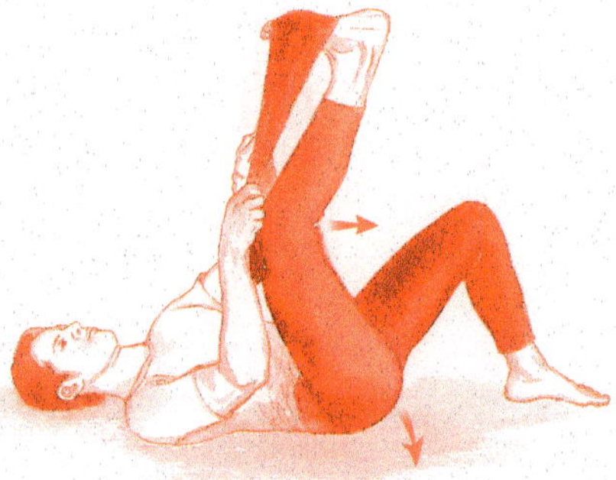

Práctica 6

⑦

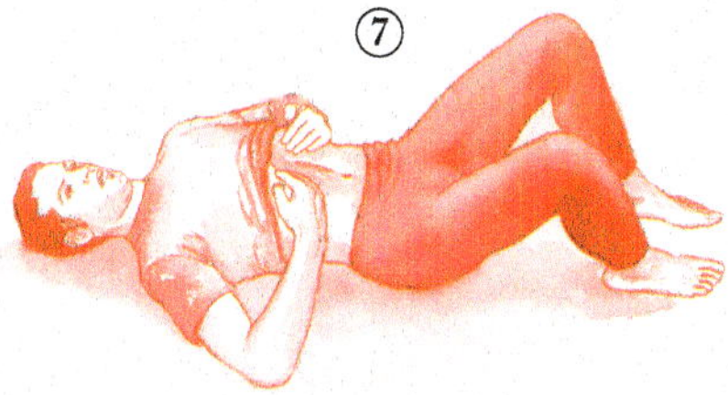

Práctica 18

⑧

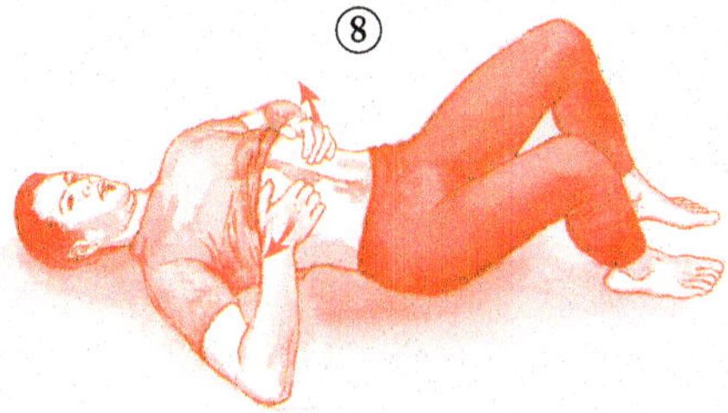

Práctica 18

⑨

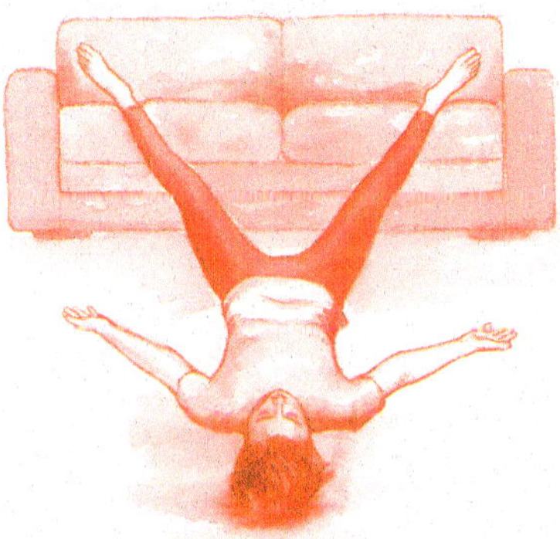

Práctica 23

⑩

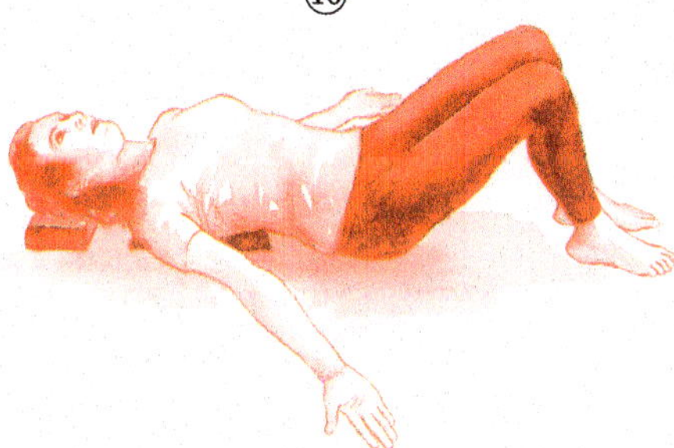

Práctica 47

⑪

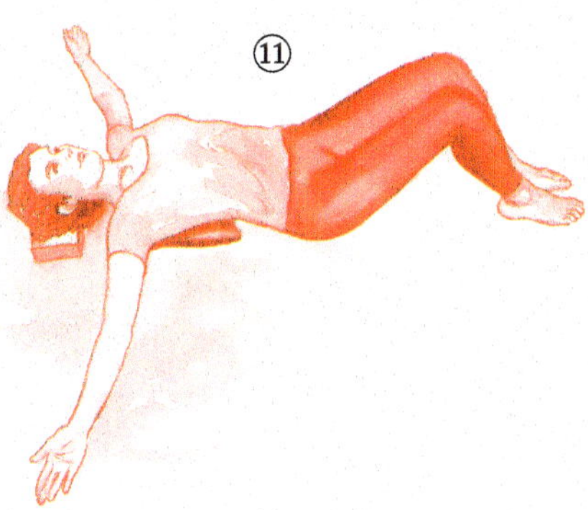

Práctica 47

⑫

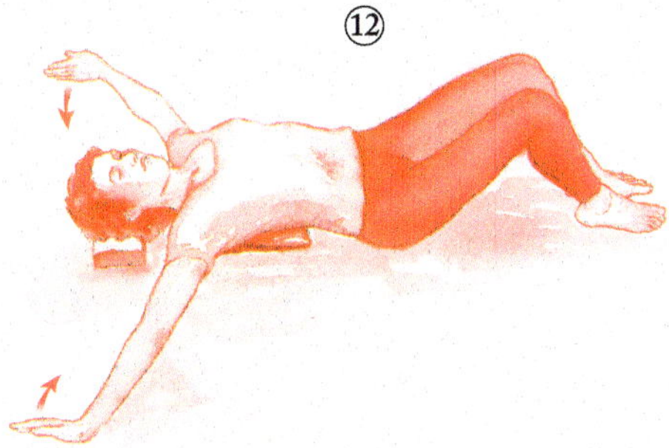

Práctica 47

Ejemplo 4

①

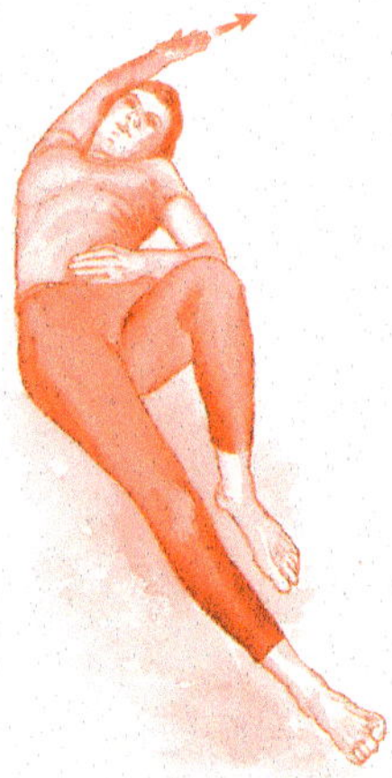

Práctica 37

②

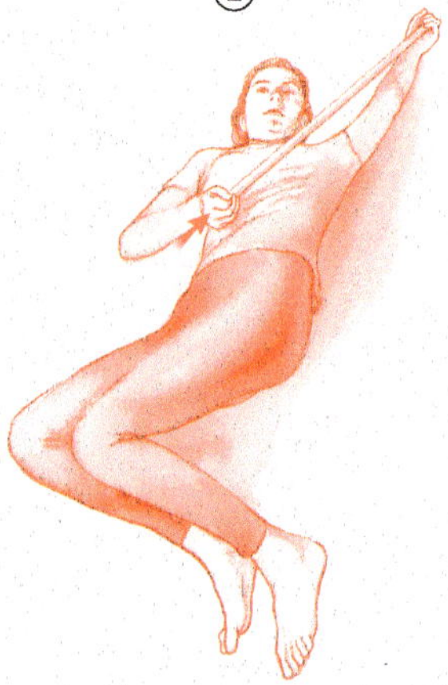

Práctica 14

③

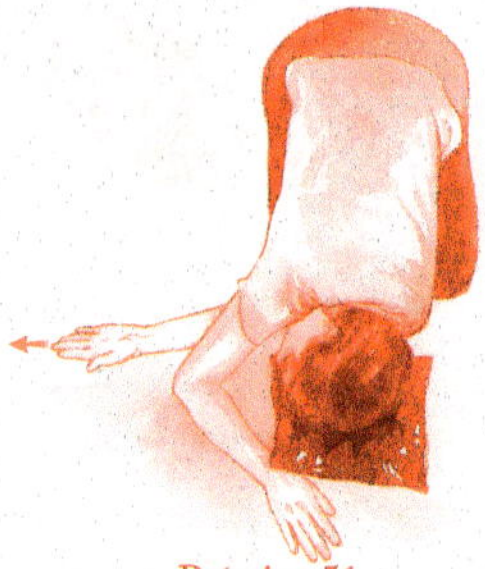

Práctica 51

④

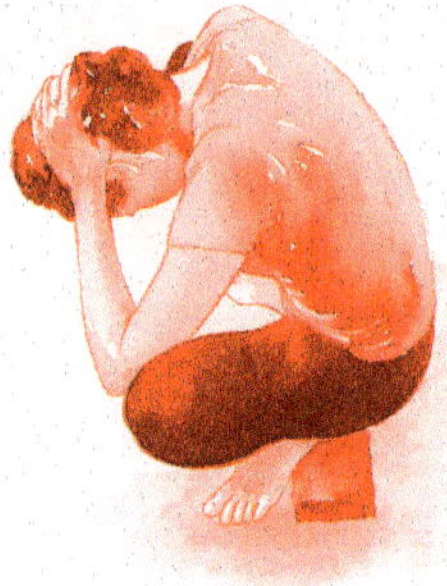

Práctica 11

⑤

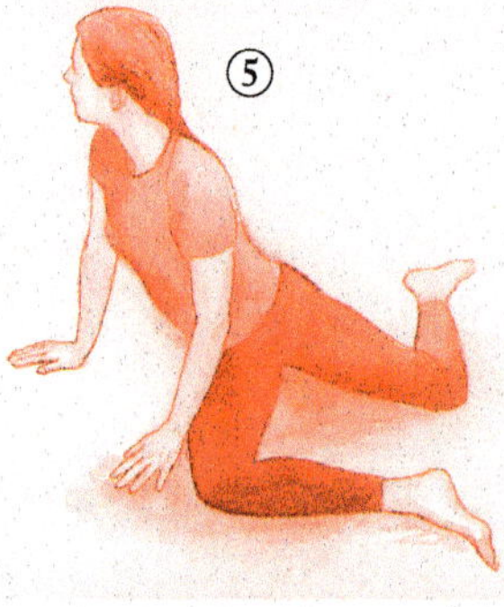

Práctica 46

⑥

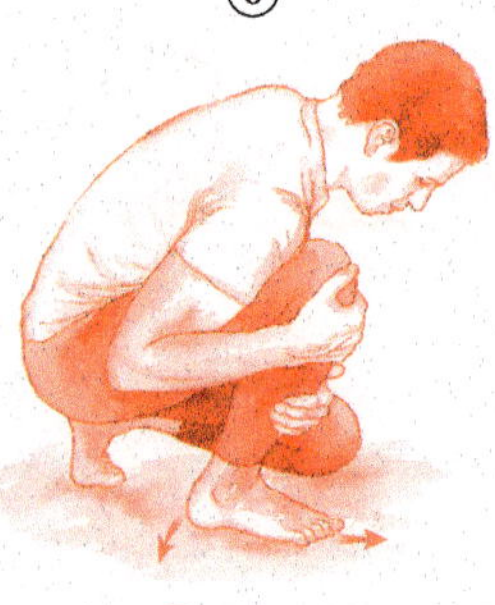

Práctica 44

⑦

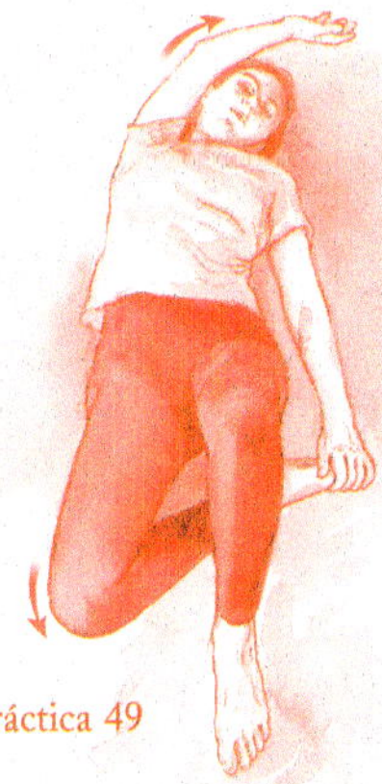

Práctica 49

⑧

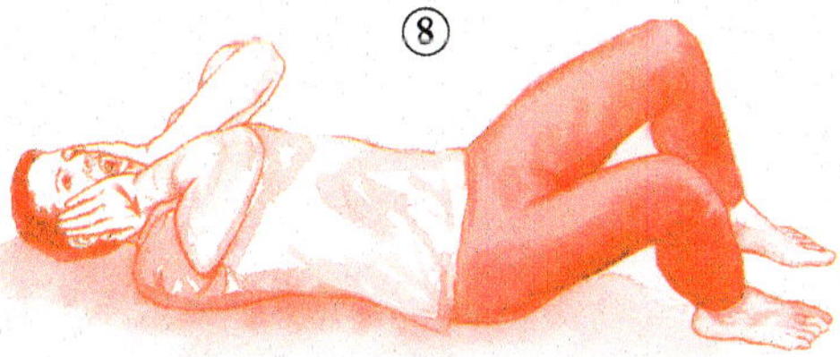

Práctica 55

⑨

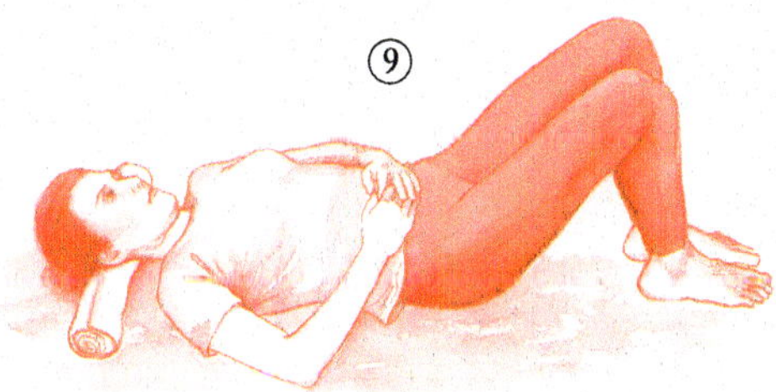

Práctica 24

⑩

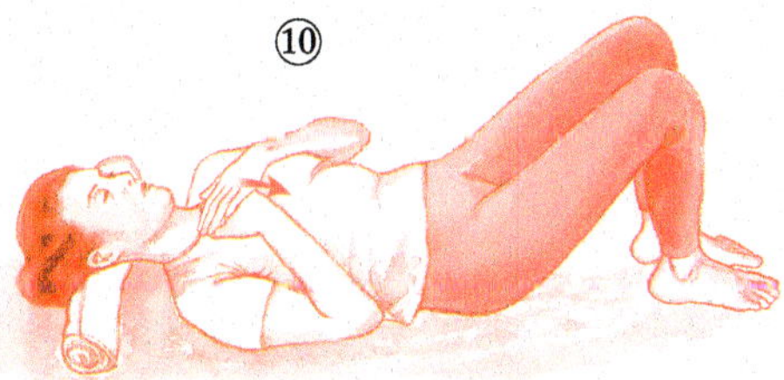

Práctica 25

⑪

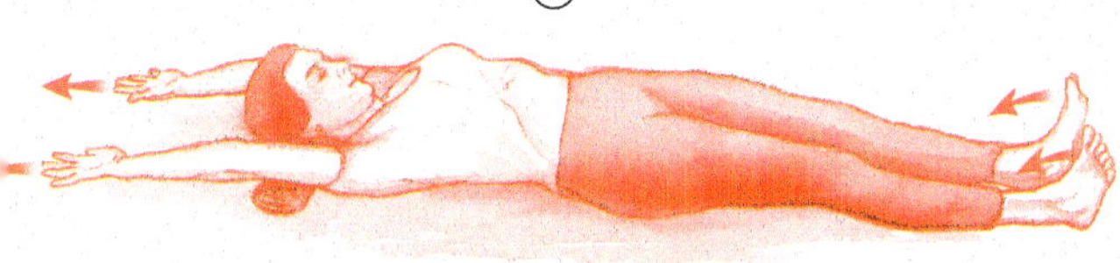

Práctica 24

⑫

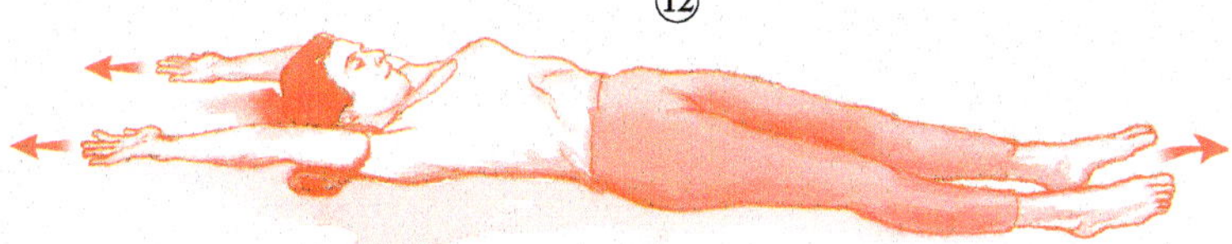

Práctica 24

Ejemplo 5

①

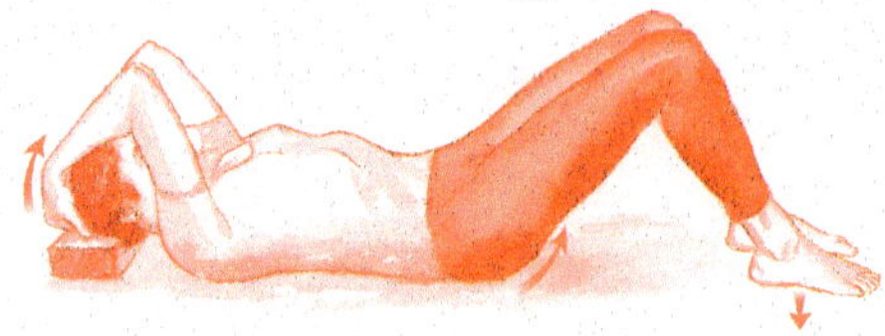

Práctica 58

②

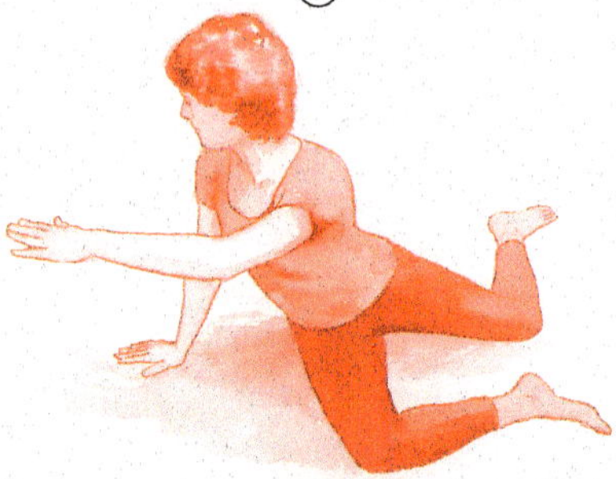

Práctica 46

③

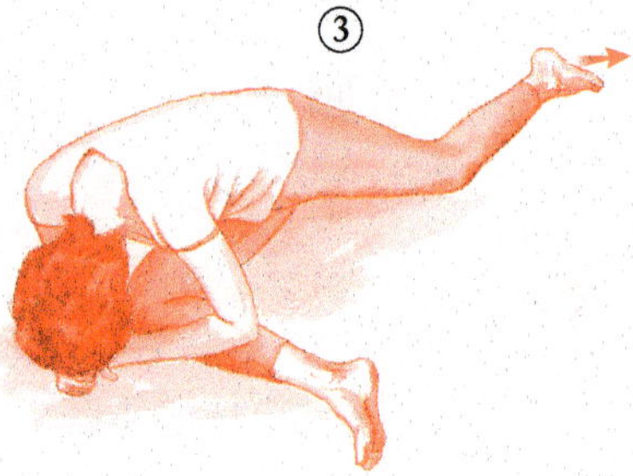

Práctica 28

④

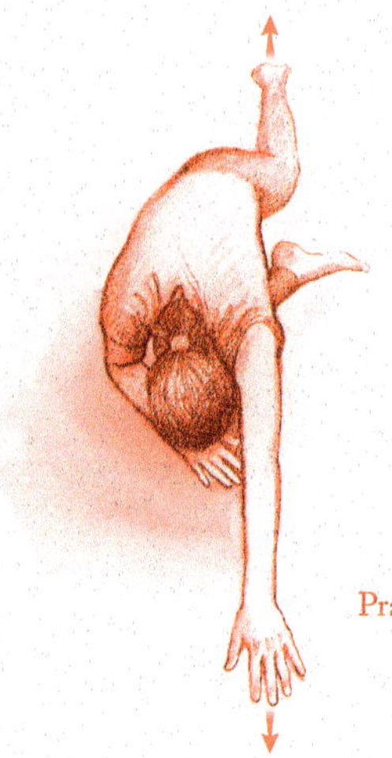

Práctica 28

⑤

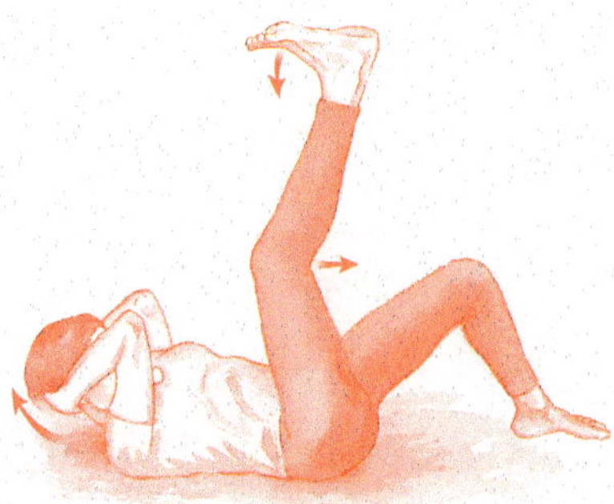

Práctica 21

⑥

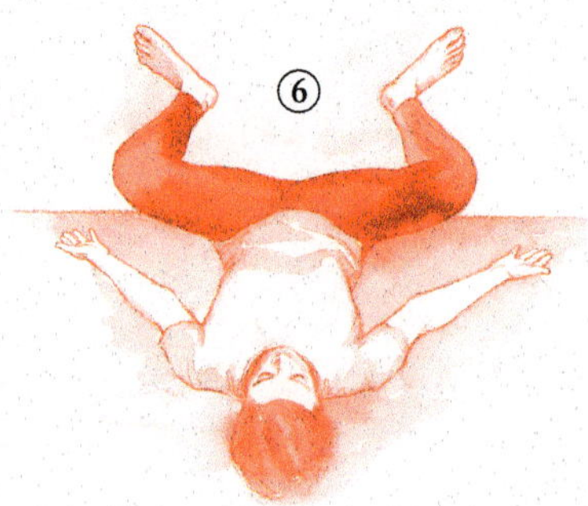

Práctica 40

⑦

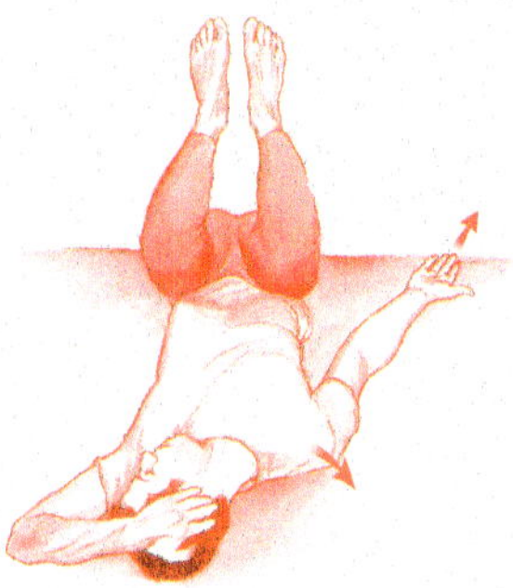

Práctica 16

⑧

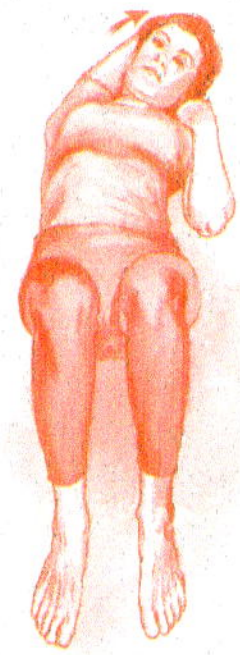

Práctica 36

⑨

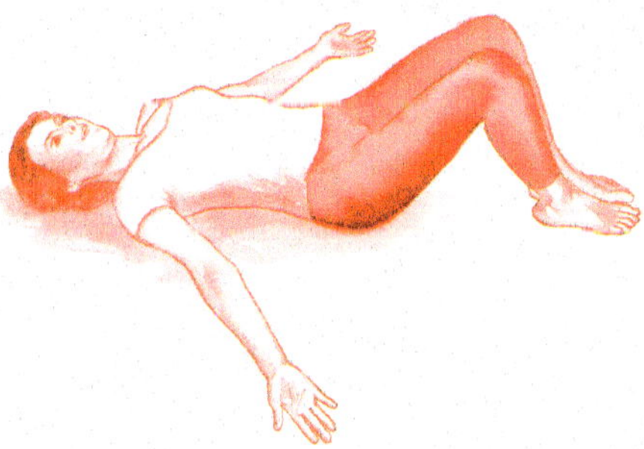

Práctica 19

⑩

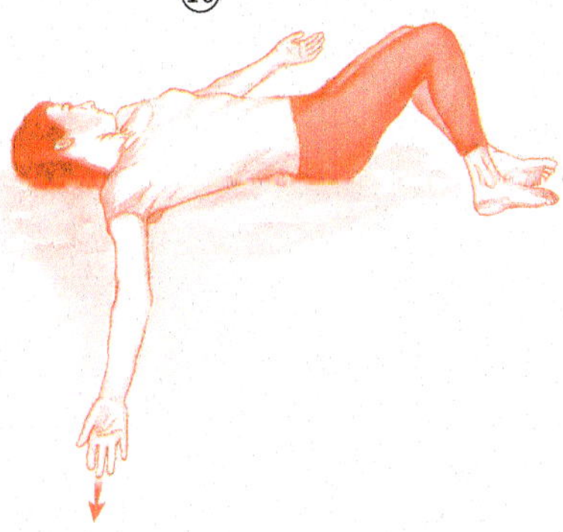

Práctica 19

⑪

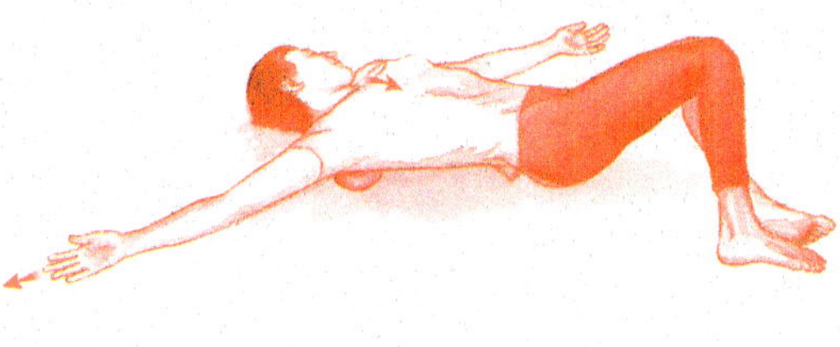

Práctica 19

⑫

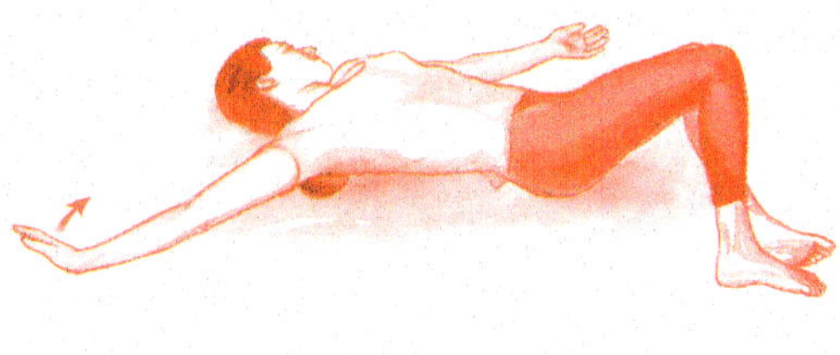

Práctica 19

Ejemplo 6

①

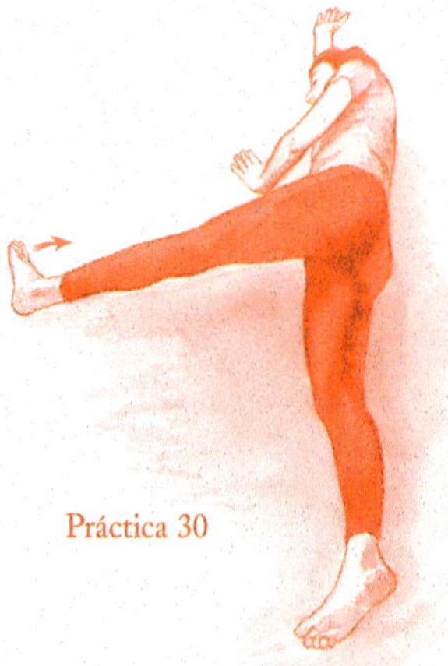

Práctica 30

②

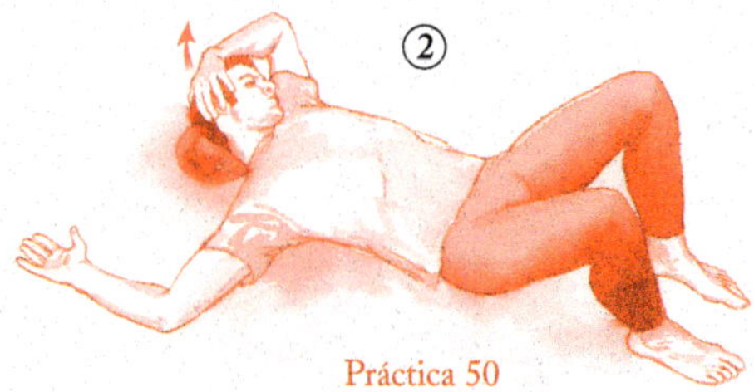

Práctica 50

③

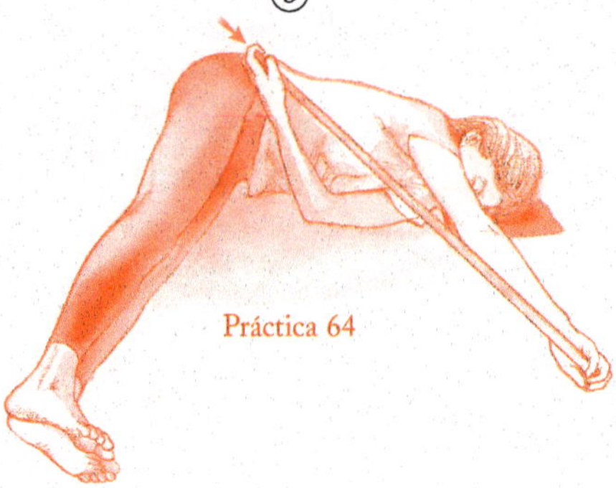

Práctica 64

④

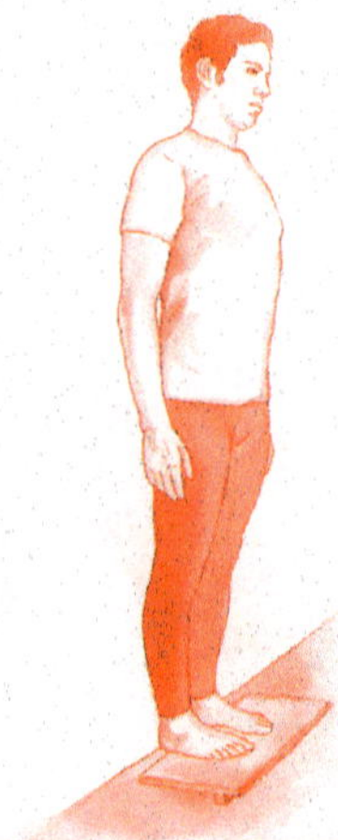

Práctica 34

⑤

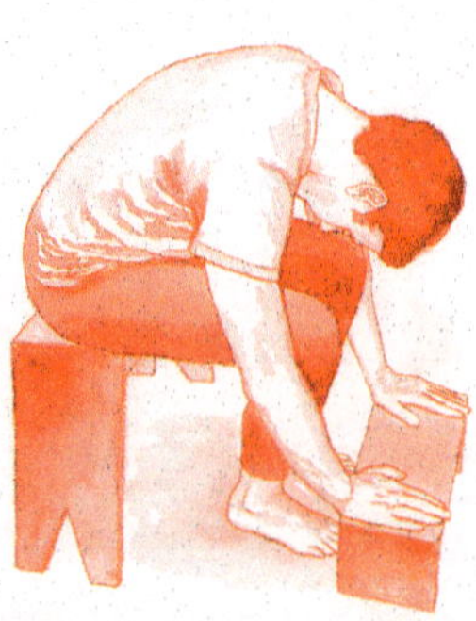

Práctica 48

⑥

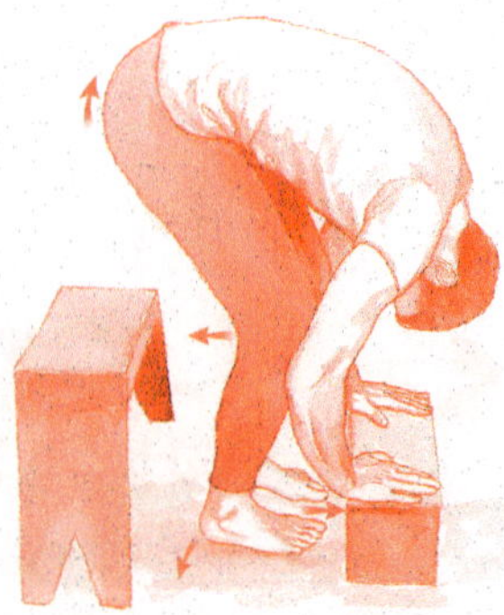

Práctica 48

⑦

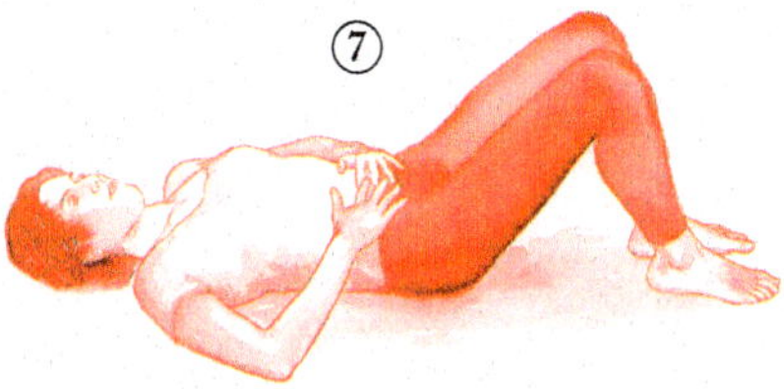

Práctica 10

⑧

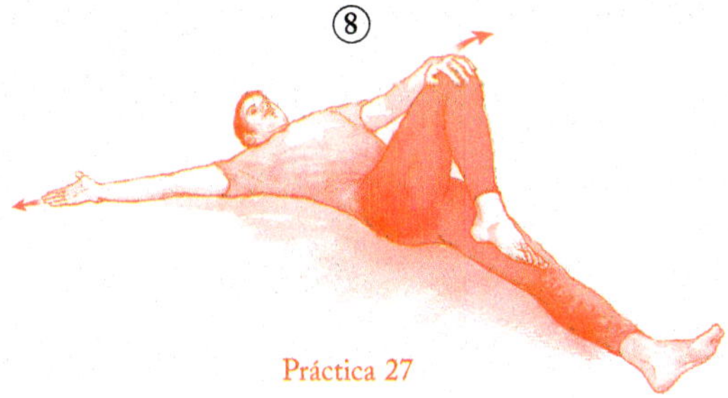

Práctica 27

⑨

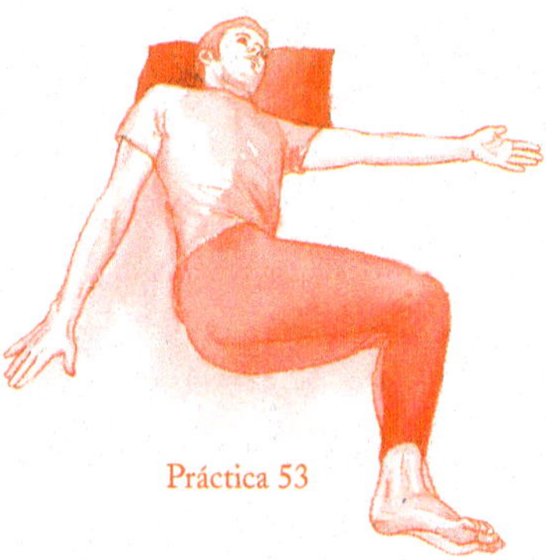

Práctica 53

⑩

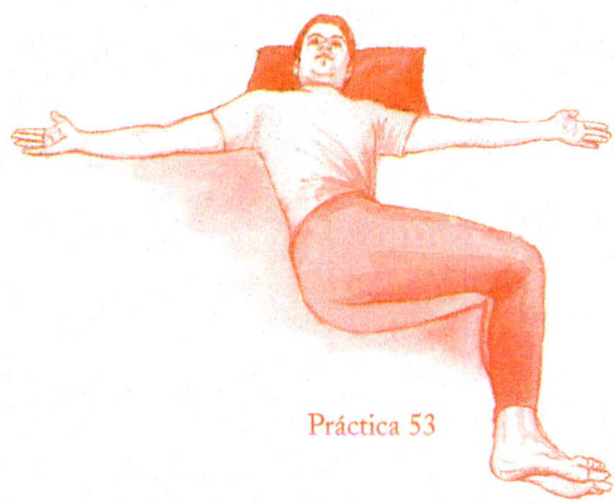

Práctica 53

⑪

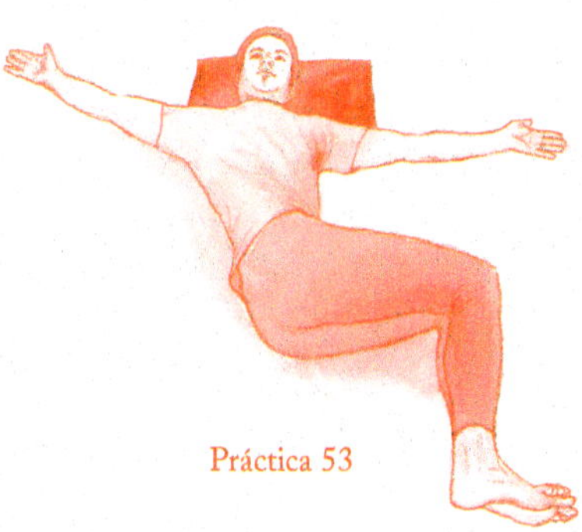

Práctica 53

⑫

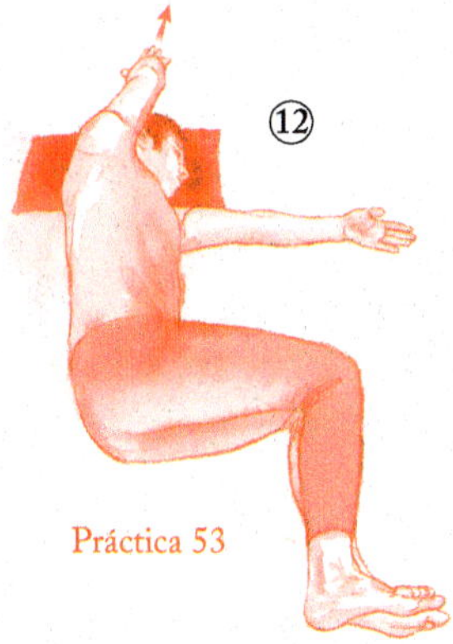

Práctica 53

Ejemplo 7

①

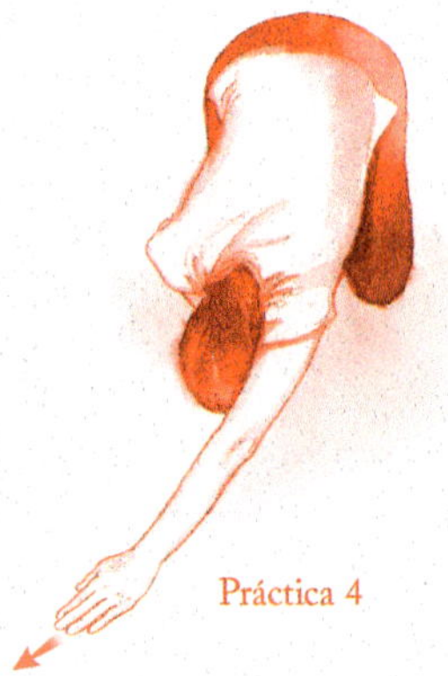

Práctica 4

②

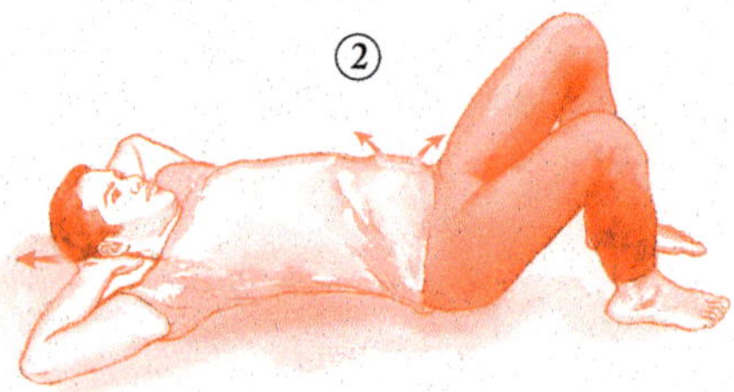

Práctica 54

③

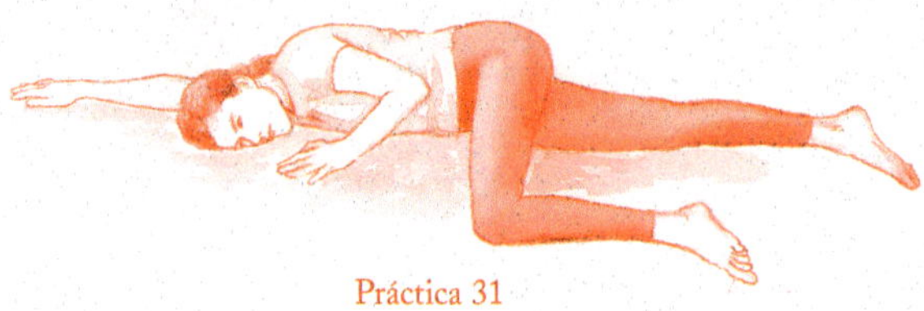

Práctica 31

④

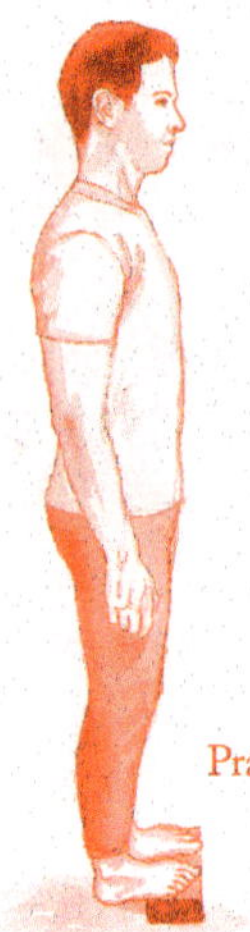

Práctica 65

⑤

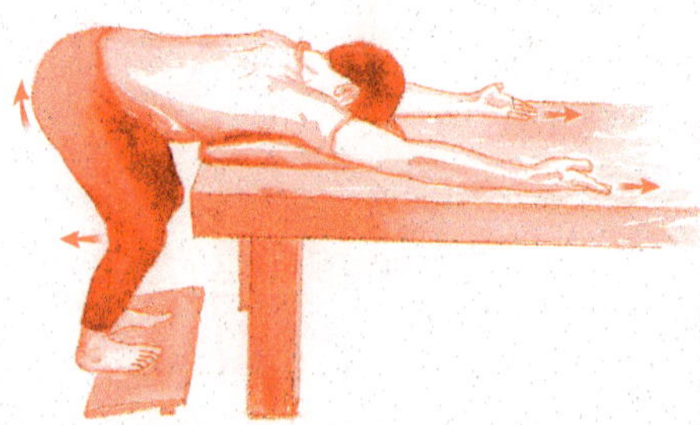

Práctica 35

⑥

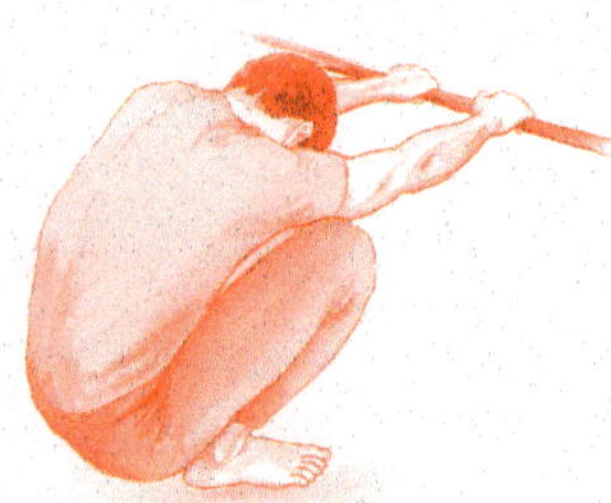

Práctica 59

⑦

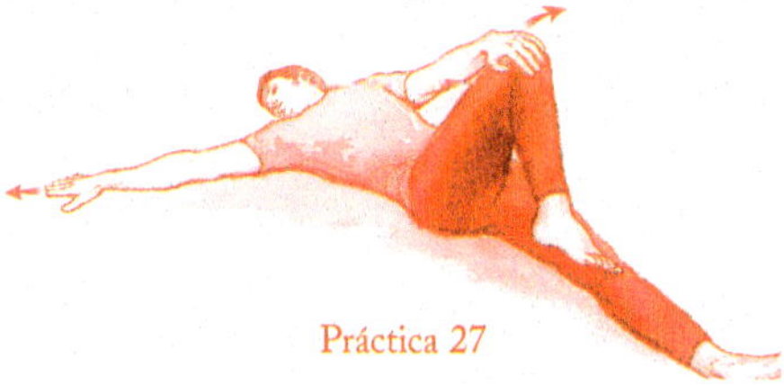

Práctica 27

⑧

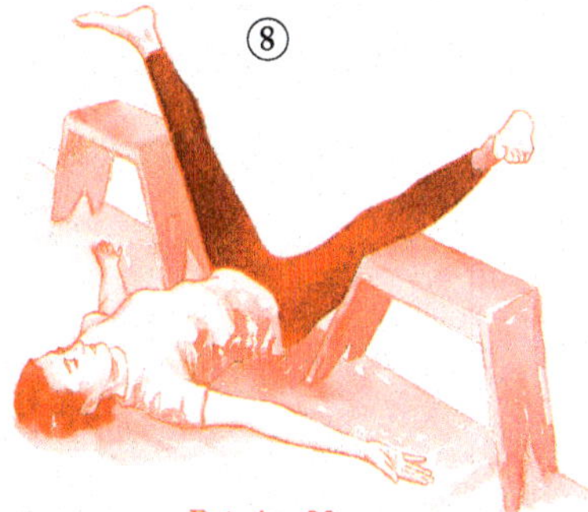

Práctica 23

⑨

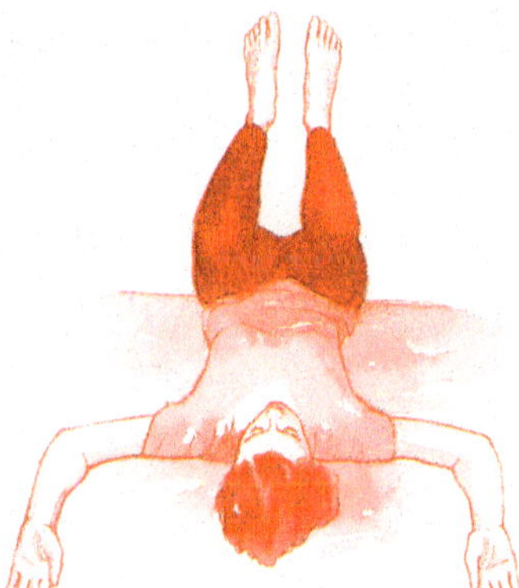

Práctica 41

⑩

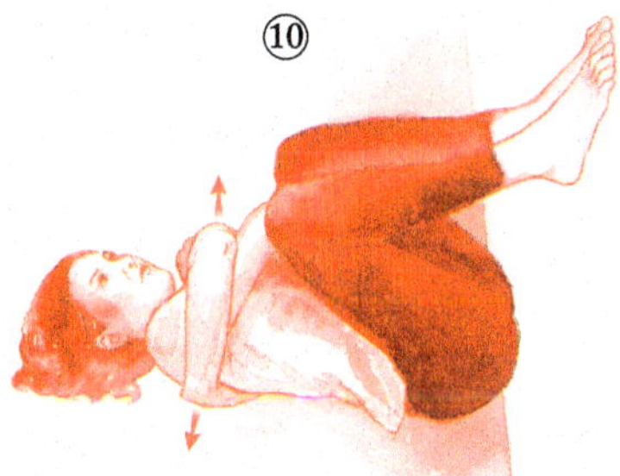

Práctica 42

⑪

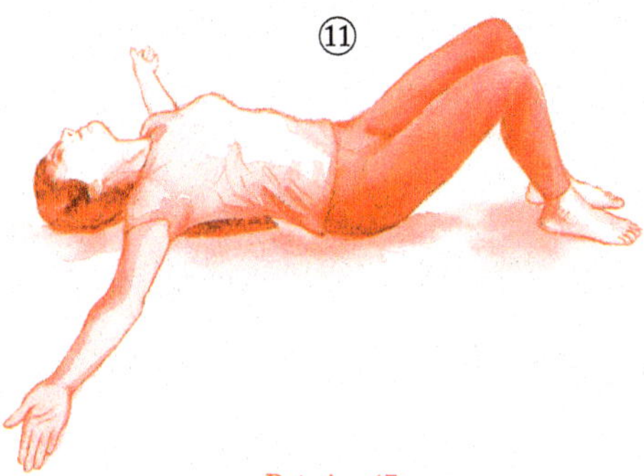

Práctica 47

⑫

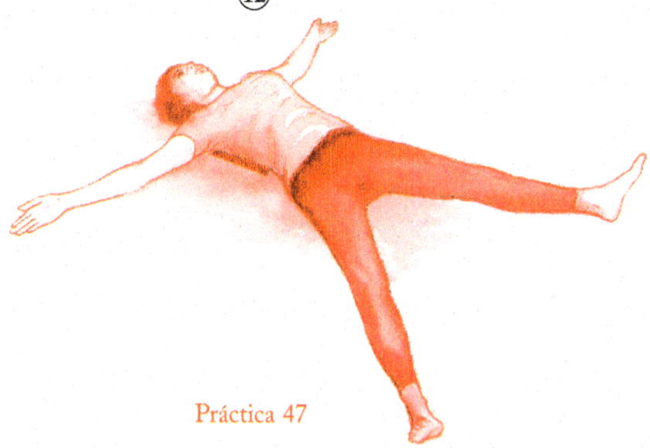

Práctica 47

ÍNDICE